U0335338

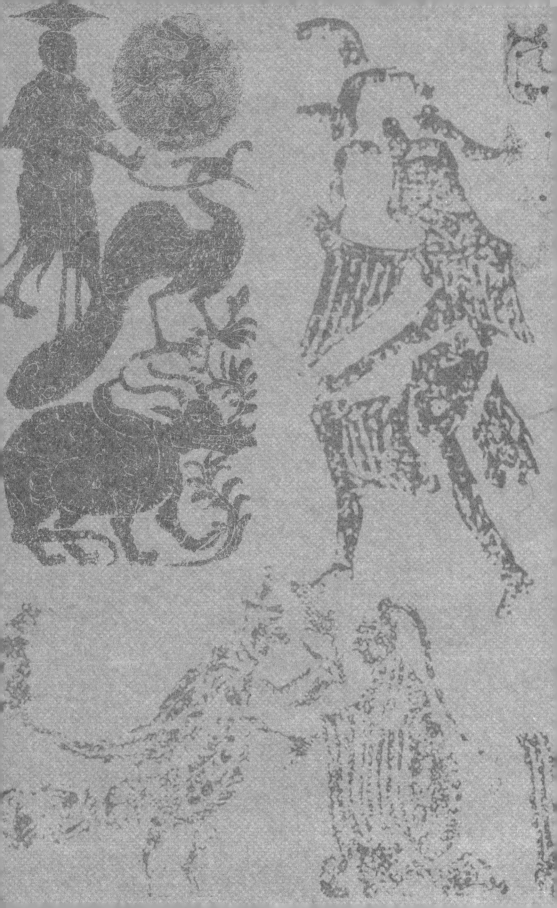

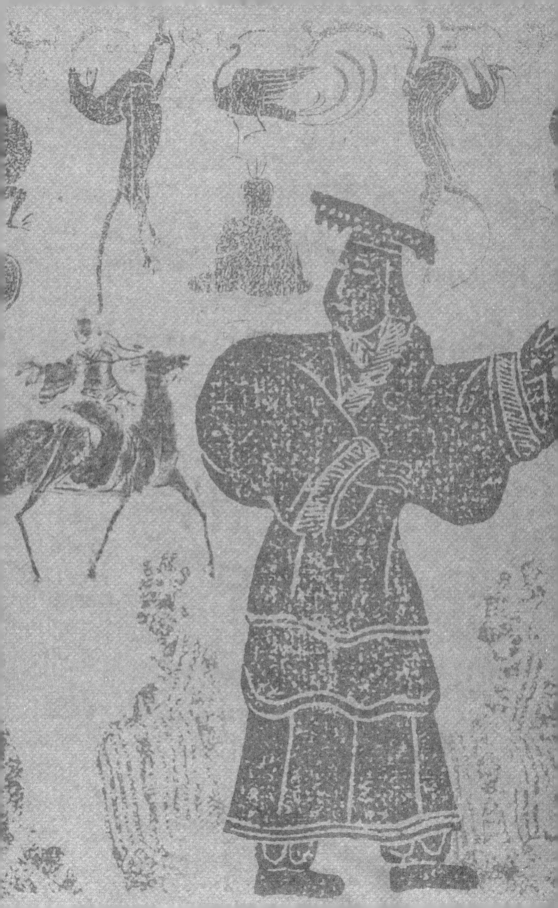

中国古医籍整理丛书

本草二十四品

清·陆懋修　著

清·冯汝玖　校补

张雷强　虞　舜　张伟慧　何锦婷　校注

中国中医药出版社

·北　京·

图书在版编目（CIP）数据

本草二十四品/（清）陆懋修著；（清）冯汝玖校补；张雷强
等校注 . —北京：中国中医药出版社，2015.12
（中国古医籍整理丛书）
ISBN 978 - 7 - 5132 - 3061 - 2

Ⅰ.①本… Ⅱ.①陆… ②冯… ③张… Ⅲ.①本草—中国
—清代 Ⅳ.①R281.3

中国版本图书馆 CIP 数据核字（2015）第 316496 号

中国中医药出版社出版
北京市朝阳区北三环东路 28 号易亨大厦 16 层
邮政编码 100013
传真 010 64405750
保定市中画美凯印刷有限公司刷
各地新华书店经销

*

开本 710×1000 1/16 印张 11 字数 44 千字
2015 年 12 月第 1 版 2015 年 12 月第 1 次印刷
书 号 ISBN 978 - 7 - 5132 - 3061 - 2

*

定价 35.00 元
网址 www.cptcm.com

社长热线 010 64405720
购书热线 010 64065415 010 64065413
微信服务号 zgzyycbs
书店网址 csln. net/qksd/
官方微博 http://e. weibo. com/cptcm
淘宝天猫网址 http://zgzyycbs. tmall. com

国家中医药管理局
中医药古籍保护与利用能力建设项目
组织工作委员会

主 任 委 员 王国强

副 主 任 委 员 王志勇　李大宁

执 行 主 任 委 员 曹洪欣　苏钢强　王国辰　欧阳兵

执行副主任委员 李　昱　武　东　李秀明　张成博

委　　　　　员

各省市项目组分管领导和主要专家

（山东省）武继彪　欧阳兵　张成博　贾青顺

（江苏省）吴勉华　周仲瑛　段金廒　胡　烈

（上海市）张怀琼　季　光　严世芸　段逸山

（福建省）阮诗玮　陈立典　李灿东　纪立金

（浙江省）徐伟伟　范永升　柴可群　盛增秀

（陕西省）黄立勋　呼　燕　魏少阳　苏荣彪

（河南省）夏祖昌　刘文第　韩新峰　许敬生

（辽宁省）杨关林　康廷国　石　岩　李德新

（四川省）杨殿兴　梁繁荣　余曙光　张　毅

各项目组负责人

王振国（山东省）　王旭东（江苏省）　张如青（上海市）

李灿东（福建省）　陈勇毅（浙江省）　焦振廉（陕西省）

蔡永敏（河南省）　鞠宝兆（辽宁省）　和中浚（四川省）

前 言

　　中医药古籍是传承中华优秀文化的重要载体，也是中医学传承数千年的知识宝库，凝聚着中华民族特有的精神价值、思维方法、生命理论和医疗经验，不仅对于传承中医学术具有重要的历史价值，更是现代中医药科技创新和学术进步的源头和根基。保护和利用好中医药古籍，是弘扬中国优秀传统文化、传承中医学术的必由之路，事关中医药事业发展全局。

　　1949 年以来，在政府的大力支持和推动下，开展了系统的中医药古籍整理研究。1958 年，国务院科学规划委员会古籍整理出版规划小组在北京成立，负责指导全国的古籍整理出版工作。1982 年，国务院古籍整理出版规划小组召开全国古籍整理出版规划会议，制定了《古籍整理出版规划（1982—1990）》，卫生部先后下达了两批 200 余种中医古籍整理任务，掀起了中医古籍整理研究的新高潮，对中医文化与学术的弘扬、传承和发展，发挥了极其重要的作用，产生了不可估量的深远影响。

　　2007 年《国务院办公厅关于进一步加强古籍保护工作的意见》明确提出进一步加强古籍整理、出版和研究利用，以及

"保护为主、抢救第一、合理利用、加强管理"的方针。2009年《国务院关于扶持和促进中医药事业发展的若干意见》指出，要"开展中医药古籍普查登记，建立综合信息数据库和珍贵古籍名录，加强整理、出版、研究和利用"。《中医药创新发展规划纲要（2006—2020）》强调继承与创新并重，推动中医药传承与创新发展。

2003～2010年，国家财政多次立项支持中国中医科学院开展针对性中医药古籍抢救保护工作，在中国中医科学院图书馆设立全国唯一的行业古籍保护中心，影印抢救濒危珍本、孤本中医古籍1640余种；整理发布《中国中医古籍总目》；遴选351种孤本收入《中医古籍孤本大全》影印出版；开展了海外中医古籍目录调研和孤本回归工作，收集了11个国家和2个地区137个图书馆的240余种书目，基本摸清流失海外的中医古籍现状，确定国内失传的中医药古籍共有220种，复制出版海外所藏中医药古籍133种。2010年，国家财政部、国家中医药管理局设立"中医药古籍保护与利用能力建设项目"，资助整理400余种中医药古籍，并着眼于加强中医药古籍保护和研究机构建设，培养中医古籍整理研究的后备人才，全面提高中医药古籍保护与利用能力。

在此，国家中医药管理局成立了中医药古籍保护和利用专家组和项目办公室，专家组负责项目指导、咨询、质量把关，项目办公室负责实施过程的统筹协调。专家组成员对古籍整理研究具有丰富的经验，有的专家从事古籍整理研究长达70余年，深知中医药古籍整理研究的重要性、艰巨性与复杂性，履行职责认真务实。专家组从书目确定、版本选择、点校、注释等各方面，为项目实施提供了强有力的专业指导。老一辈专家的学术水平和智慧，是项目成功的重要保证。项目承担单位山东中医药大学、南京中医药大学、上海中医药大学、福建中医药大学、浙江省中医药研究院、陕西省中医药研究院、河南省中医药研究院、辽宁中医药大学、成都中医药大学及所在省市中医药管理部门精心组织，充分发挥区域间互补协作的优势，并得到承担项目出版工作的中国中医药出版社大力配合，全面推进中医药古籍保护与利用网络体系的构建和人才队伍建设，使一批有志于中医学术传承与古籍整理工作的人才凝聚在一起，研究队伍日益壮大，研究水平不断提高。

本着"抢救、保护、发掘、利用"的理念，该项目重点选择近 60 年未曾出版的重要古医籍，综合考虑所选古籍的保护价值、学术价值和实用价值。400 余种中医药古籍涵盖了医经、基础理论、诊法、伤寒金匮、温病、本草、方书、内科、外科、女科、儿科、伤科、眼科、咽喉口齿、针灸推拿、养生、医案医话医论、医史、临证综合等门类，跨越唐、宋、金元、明以迄清末。全部古籍均按照项目办公室组织完成的行业标准《中医古籍整理规范》及《中医药古籍整理细则》进行整理校注，绝大多数中医药古籍是第一次校注出版，一批孤本、稿本、抄本更是首次整理面世。对一些重要学术问题的研究成果，则集中收录于各书的"校注说明"或"校注后记"中。

"既出书又出人"是本项目追求的目标。近年来，中医药古籍整理工作形势严峻，老一辈逐渐退出，新一代普遍存在整理研究古籍的经验不足、专业思想不坚定等问题，使中医古籍整理面临人才流失严重、青黄不接的局面。通过本项目实施，搭建平台，完善机制，培养队伍，提升能力，经过近 5 年的建设，锻炼了一批优秀人才，老中青三代齐聚一堂，有效地稳定了研究队伍，为中医药古籍整理工作的开展和中医文化与学术的传承提供必备的知识和人才储备。

本项目的实施与《中国古医籍整理丛书》的出版，对于加强中医药古籍文献研究队伍建设、建立古籍研究平台，提高古籍整理水平均具有积极的推动作用，对弘扬我国优秀传统文化，推进中医药继承创新，进一步发挥中医药服务民众的养生保健与防病治病作用将产生深远影响。

第九届、第十届全国人大常委会副委员长许嘉璐先生，国家卫生计生委副主任、国家中医药管理局局长、中华中医药学会会长王国强先生，我国著名医史文献专家、中国中医科学院马继兴先生在百忙之中为丛书作序，我们深表敬意和感谢。

由于参与校注整理工作的人员较多，水平不一，诸多方面尚未臻完善，希望专家、读者不吝赐教。

国家中医药管理局中医药古籍保护与利用能力建设项目办公室

二〇一四年十二月

许 序

"中医"之名立，迄今不逾百年，所以冠以"中"字者，以别于"洋"与"西"也。慎思之，明辨之，斯名之出，无奈耳，或亦时人不甘泯没而特标其犹在之举也。

前此，祖传医术（今世方称为"学"）绵延数千载，救民无数；华夏屡遭时疫，皆仰之以度困厄。中华民族之未如印第安遭染殖民者所携疾病而族灭者，中医之功也。

医兴则国兴，国强则医强。百年运衰，岂但国土肢解，五千年文明亦不得全，非遭泯灭，即蒙冤扭曲。西方医学以其捷便速效，始则为传教之利器，继则以"科学"之冕畅行于中华。中医虽为内外所夹击，斥之为蒙昧，为伪医，然四亿同胞衣食不保，得获西医之益者甚寡，中医犹为人民之所赖。虽然，中国医学日益陵替，乃不可免，势使之然也。呜呼！覆巢之下安有完卵？

嗣后，国家新生，中医旋即得以重振，与西医并举，探寻结合之路。今也，中华诸多文化，自民俗、礼仪、工艺、戏曲、历史、文学，以至伦理、信仰，皆渐复起，中国医学之兴乃属必然。

迄今中医犹为国家医疗系统之辅，城市尤甚。何哉？盖一则西医赖声、光、电技术而于 20 世纪发展极速，中医则难见其进。二则国人惊羡西医之"立竿见影"，遂以为其事事胜于中医。然西医已自觉将入绝境：其若干医法正负效应相若，甚或负远逾于正；研究医理者，渐知人乃一整体，心、身非如中世纪所认定为二对立物，且人体亦非宇宙之中心，仅为其一小单位，与宇宙万象万物息息相关。认识至此，其已向中国医学之理念"靠拢"矣，虽彼未必知中国医学何如也。唯其不知中国医理何如，纯由其实践而有所悟，益以证中国之认识人体不为伪，亦不为玄虚。然国人知此趋向者，几人？

国医欲再现宋明清高峰，成国中主流医学，则一须继承，一须创新。继承则必深研原典，激清汰浊，复吸纳西医及我藏、蒙、维、回、苗、彝诸民族医术之精华；创新之道，在于今之科技，既用其器，亦参照其道，反思己之医理，审问之，笃行之，深化之，普及之，于普及中认知人体及环境古今之异，以建成当代国医理论。欲达于斯境，或需百年欤？予恐西医既已醒悟，若加力吸收中医精粹，促中医西医深度结合，形成 21 世纪之新医学，届时"制高点"将在何方？国人于此转折之机，能不忧虑而奋力乎？

予所谓深研之原典，非指一二习见之书、千古权威之作；就医界整体言之，所传所承自应为医籍之全部。盖后世名医所著，乃其秉诸前人所述，总结终生行医用药经验所得，自当已成今世、后世之要籍。

盛世修典，信然。盖典籍得修，方可言传言承。虽前此 50 余载已启医籍整理、出版之役，惜旋即中辍。阅 20 载再兴整理、出版之潮，世所罕见之要籍千余部陆续问世，洋洋大观。

今复有"中医药古籍保护与利用能力建设"之工程，集九省市专家，历经五载，董理出版自唐迄清医籍，都400余种，凡中医之基础医理、伤寒、温病及各科诊治、医案医话、推拿本草，俱涵盖之。

噫！璐既知此，能不胜其悦乎？汇集刻印医籍，自古有之，然孰与今世之盛且精也！自今而后，中国医家及患者，得览斯典，当于前人益敬而畏之矣。中华民族之屡经灾难而益蕃，乃至未来之永续，端赖之也，自今以往岂可不后出转精乎？典籍既蜂出矣，余则有望于来者。

谨序。

第九届、十届全国人大常委会副委员长

许嘉璐

二〇一四年冬

王 序

中医学是中华民族在长期生产生活实践中，在与疾病作斗争中逐步形成并不断丰富发展的医学科学，是中国古代科学的瑰宝，为中华民族的繁衍昌盛作出了巨大贡献，对世界文明进步产生了积极影响。时至今日，中医学作为我国医学的特色和重要医药卫生资源，与西医学相互补充、相互促进、协调发展，共同担负着维护和促进人民健康的任务，已成为我国医药卫生事业的重要特征和显著优势。

中医药古籍在存世的中华古籍中占有相当重要的比重，不仅是中医学术传承数千年最为重要的知识载体，也是中医为中华民族繁衍昌盛发挥重要作用的历史见证。中医药典籍不仅承载着中医的学术经验，而且蕴含着中华民族优秀的思想文化，凝聚着中华民族的聪明智慧，是祖先留给我们的宝贵物质财富和精神财富。加强对中医药古籍的保护与利用，既是中医学发展的需要，也是传承中华文化的迫切要求，更是历史赋予我们的责任。

2010 年，国家中医药管理局启动了中医药古籍保护与利用能力建设项目。这既是传承中医药的重要工程，也是弘扬优秀民族文化的重要举措，不仅能够全面推进中医药的有效继承和创新发展，为维护人民健康做出贡献，也能够彰显中华民族的璀璨文化，为实现中华民族伟大复兴的中国梦作出贡献。

相信这项工作一定能造福当今，嘉惠后世，福泽绵长。

国家卫生与计划生育委员会副主任

国家中医药管理局局长

中华中医药学会会长

王国强

二〇一四年十二月

王序

二

马 序

　　新中国成立以来，党和国家高度重视中医药事业发展，重视古籍的保护、整理和研究工作。自 1958 年始，国务院先后成立了三届古籍整理出版规划小组，分别由齐燕铭、李一氓、匡亚明担任组长，主持制订了《整理和出版古籍十年规划 (1962—1972)》《古籍整理出版规划（1982—1990)》《中国古籍整理出版十年规划和"八五"计划（1991—2000)》等，而第三次规划中医药古籍整理即纳入其中。1982 年 9 月，卫生部下发《1982—1990 年中医古籍整理出版规划》，1983 年 1 月，中医古籍整理出版办公室正式成立，保证了中医古籍整理出版规划的实施。2002 年 2 月，《国家古籍整理出版"十五"(2001—2005）重点规划》经新闻出版署和全国古籍整理出版规划领导小组批准，颁布实施。其后，又陆续制定了国家古籍整理出版"十一五"和"十二五"重点规划。国家财政多次立项支持中国中医科学院开展针对性中医药古籍抢救保护工作，文化部在中国中医科学院图书馆专门设立全国唯一的行业古籍保护中心，国家先后投入中医药古籍保护专项经费超过 3000 万元，影印抢救濒危珍、善、孤本中医古籍 1640 余种，开展了海外中医古籍目录调研和孤本回归工作。2010 年，国家财政部、国家中医药管理局安排国家公共卫生专项资金，设立了"中医药古籍保护与利用能力建设项目"，这是继 1982～1986 年第一批、第二批重要中医药古籍整理之后的又一次大规模古籍整理工程，重点整理新中国成立后未曾出版的重要古籍，目标是形成并普及规范的通行本、传世本。

为保证项目的顺利实施，项目组特别成立了专家组，承担咨询和技术指导，以及古籍出版之前的审定工作。专家组中的许多成员虽逾古稀之年，但老骥伏枥，孜孜不倦，不仅对项目进行宏观指导和质量把关，更重要的是通过古籍整理，以老带新，言传身教，培养一批中医药古籍整理研究的后备人才，促进了中医药古籍保护和研究机构建设，全面提升了我国中医药古籍保护与利用能力。

作为项目组顾问之一，我深感中医药古籍保护、抢救与整理工作的重要性和紧迫性，也深知传承中医药古籍整理经验任重而道远。令人欣慰的是，在项目实施过程中，我看到了老中青三代的紧密衔接，看到了大家的坚持和努力，看到了年轻一代的成长。相信中医药古籍整理工作的将来会越来越好，中医药学的发展会越来越好。

欣喜之余，以是为序。

中国中医科学院研究员

马继兴

二〇一四年十二月

马　序 ══ 二

校注说明

一、作者及成书

《本草二十四品》，原抄本卷首题"元和陆懋修九芝著，桐乡冯水叔璆校补"。据此，本书作者应是陆懋修。

陆懋修（1818—1886），江苏元和县人（今江苏苏州境内），清代著名医学家，《清史稿》有传。

《本草二十四品》成书于清末。陆氏不满当时盲目蔑古、轻忽继承的风气，深研经典，用仲景方治病每获奇效，认为"倘能于仲景《伤寒》《金匮》中考其立方之义，而完其用药之确，则神农遗意似不难因此而上溯矣"，遂著成《本草二十四品》一书。

本书抄校者冯汝玖，清末民国初桐乡（今浙江桐乡）人，为当时医家、古琴乐律学家，承家学，精麻疹、喉症，著有《麻疹兼喉症说》《惊风辨误》《冯氏乐书》等。

二、底本、校本的选择

《本草二十四品》从未刊刻，仅有抄本及抄本的影印本存世。本次整理，以冯汝玖辛未（1931）重抄本为底本，以本书所引著作进行他校。主要他校书包括：宋·唐慎微《重修政和经史证类备用本草》，简称《证类本草》，人民卫生出版社1957年据张存惠晦明轩刻本影印本；明·李时珍《本草纲目》，明万历十八年（1590）金陵胡承龙刻本；明·缪希雍《神农本草经疏》，简称《本草经疏》，明天启五年（1625）毛氏绿君亭刻本；明·刘若金《本草述》，清嘉庆十五年（1810）薛氏还读山房校刻本；清·杨时泰《本草述钩元》，科技卫生出版社

1958 年排印本；清·汪昂《本草备要》，人民卫生出版社 1963 年排印本；清·吴仪洛《本草从新》，1959 年上海科学技术出版社排印本；丁光迪主编《诸病源候论校注》，人民卫生出版社 2013 年排印本。

三、校注的原则、体例及方法

1. 原抄本卷首有"本草二十四品总目"（即二十四类类名）和"本草二十四品细目"，"本草二十四品细目"部分文字与正文不同，冯汝玖谓"卷首未详为何人所著，殆太夫子手自集成者？"今据"本草二十四品细目"制作整理本目录，而删去"本草二十四品总目"。整理本目录中药名、药性据正文定或补，剂量、炮制等保持原貌，并出校记。

2. 本书在冯氏注文之前，尚有题作"陆注"的小字注文，主要内容是对本书的大字本文或小字注文进行文字校勘，指出错误、提出疑问。此"陆"氏或为陆懋修之子陆润庠，已知《本草二十四品》是经过陆润庠交给本书抄校者冯汝玖的。

3. 本次校注采用现代标点方法，对原书进行重新标点。原文为繁体竖排，今改为简体横排，原书中提示前述内容的方位词"右"全部改为"上"。

4. 凡底本中因抄写致误的明显错别字，予以径改，不出校。对个别冷僻字词加以注音和解释。原抄本小字注文或小字校记仍作小字。

5. 异体字、古字、俗写字统一以规范字律齐，不出校记。

6. 本次校勘，引文一律不加引号。引文经著者变化剪裁而实质上没有重要差别的，一律不动，不加校记。其中与原意不合之处，并据原文校改且加校记。如义可两存者，则不予改动，只加校记。个别文字有疑问，又缺乏版本依据者，则注明存疑。

目 录

---

①香：据正文补。
②苦咸辛微温：原作"苦酸咸微温"，据正文改。
③钱半：正文作"钱许"。
④苦辛平：原作"甘辛平"，据正文改。

①苦微寒：原作"甘微寒"，据正文改。
②生黑：据正文补。
③干冬霜：据正文补。
④杭白菊：原作"甘菊"，据正文改。

①生煨：据正文补。

②生制：据正文补。

③川黄蘗：原作"黄蘗"，据正文改。

④淡：据正文补。

①生甜：据正文补。
②川：原作"厚"，据正文改。
③广：据正文补。

①江：据正文补。

②老：据正文补。

③三钱：正文作"二钱"。

④广：据正文补。

⑤台：据正文补。

⑥煨存性：正文作"存性煅研"。

①一二钱：正文作"一钱"。

①大腹：原作"大腹皮"，据正文改。

②汉木：据正文补。

①三五片：正文作"三钱"。

②钱二钱：正文作"钱钱半"。

③沙参：原作"北沙参"，据正文改。

④二三钱：正文作"一钱"。

⑤杜：据正文补。

⑥粉：据正文补。

⑦山：据正文补。

⑧钱：正文作"钱五"。

①细：据正文补。

②片：据正文补。

③三五分：正文作"五分三钱"。

①左：据正文补。

②子：据正文补。

③蝉蜕：原作"蝉衣"，据正文改。

④濂：据正文补。

①刺：据正文补。

②粉：据正文补。

③细：据正文补。

④川：据正文补。

⑤怀：据正文补。

⑥金毛：据正文补。

①苁蓉：原作"肉苁蓉"，据正文改。
②蕲：据正文补。
③二钱：正文作"三钱"。
④生、制：据正文补。
⑤三钱至七钱：正文作"五七钱"。
⑥鲜、生：据正文补。

①炙存性：正文作"炒黑存性"。

消散风寒卷一①

川 芎

辛，温，升浮。肝、胆、心包。酒炒。五分至一钱。

补血，去瘀，润燥。

乃血中气药，升清阳而开诸郁，润肝燥而补肝虚。上行头目，下行血海，行气搜风，专补风虚。治风湿在头诸种头痛，治男妇一切血证。头痛必用川芎，血虚头痛大为圣药。治湿泻药中每加麦曲、芎劳，其应如响，即《左传》治河鱼腹疾意也②。川芎之治，在目为最，以肝开窍于目，而肝为风脏又为血脏，所谓目得血而能视也。郁在中焦，须抚芎开提其气以升之，气升则郁自降，故抚芎总解诸郁直达三焦，为通阴阳气血之使。

凡气升痰喘，虚火上炎，呕吐，咳逆者禁。

香白芷

辛，温。胃、大肠、肺、脾。焙。一钱。

---

① 卷一：此卷序号原无，据书首"本草二十四品细目"补，以下各卷同。

② 治湿……腹疾意也：典出《左传·宣公十二年》。河鱼腹疾，指腹泻。鱼烂先自腹内始，故腹泻者常以河鱼为喻。时楚伐宋，楚大夫申叔展欲救宋大夫还无社，问有无治腹泻的麦曲、芎劳，示无社有腹心之疾，宜设法避难。

发表去风，燥湿。

性温气厚，芳香上达。治阳明头痛、眉棱骨痛、鼻渊、牙痛、上龈属足阳明，下龈属手阳明。血崩，血秘肠风。去头面皮肉之风，除皮肤燥痒之痹，祛肺胃大肠三经风热之病。

燥能耗血，散能损气，有虚火者禁。

荆　芥

穗，炭炒黑。辛、苦，温。肝、脾。钱半。

发表祛风，理血。

其性升浮，入肝经气分兼行血分，治血之逆而优于下行。发汗，散风湿，利咽喉，清头目。其气温散，能助脾消食，为风病、血病之圣药，但目为风药者非也。炙黑用通利血脉，治吐衄肠风、崩中血痢、产风血晕。产后去血过多，腹内空虚，则自生风，荆芥最能散血中之风，华佗愈风散用荆芥三钱酒服。又荆芥一味，名举轻古拜散，治产后感冒。今人但遇风症概用荆、防，此流气散之相沿耳，不知惟风在皮里膜外者宜之，若风入骨肉者须防风，不得混。升发巅顶连穗用，治血炒黑用。

防　风

根。辛，温，升浮。肝、肺、脾、胃、膀胱、气分。钱半。

发表祛风，胜湿。

能散结，祛上部风，治一切痛，手足太阳正治。若补脾胃，非此引用不能行，钱乙泻黄散倍用防风，乃于土中泻木也。同黄芪、白芍能实表止汗；同黄芪、白术名玉屏风散，固表圣药。防风泻肺实，故能降阳以蓄阴而媾①于肝。东垣谓：人身风升之气与元气、胃气当作一体而论，故补脾胃药非此引用不行。概风木借土以为用，即能使土木不相侵者，惟此味独擅其长。肝主经络，防风气、味皆属风升，又为肝经气分药，故引周身，而此亦随其所行以为治也。羌活、防风通行经络而其用各异。盖羌活达其气于水中，故散阴结；防风则散其气于火中，故散阳结。

凡内伤、血虚等证均忌。

羌　活

辛、苦，温。肾、膀胱、肝。一钱、钱半。

理游风，发表胜湿。

治风湿相搏，太阳头痛，督脉为病，脊强而厥，治肌表八风②之邪，利周身骨节之痛。羌浮而升，独沉而升。羌性雄壮，独性气缓。羌入太阳，故治游风；独入少阴，故治伏风。防风自上而下泻阳以蓄阴，羌活自下而上达阳以畅阴，总谓阳之不离于阴以为用，非泛谓风剂便通经络也。

---

① 媾：交合。

② 八风：典出《灵枢·九宫八风》，即四方四隅八方之风，泛指四时气候变化。

若血虚头痛，遍身痛，此属内证，二活并禁。

独　活

辛、苦，微温。入肾。八分至一钱。

理伏风，去湿。

羌活理游风，独活理伏风。治少阴伤寒头痛，宜与细辛并用。凡两足寒湿痹，不能动止，非此不治。独活通经络之功，固不如羌活，第①其入至阴之地，即寒水而裕风化，又就风木而达水化，则独活可胜也。

藁　本

辛，温。膀胱。一钱。

去风寒湿。

其性雄壮，为太阳经风药，寒郁本经，头痛连脑者必用之，治督脉为病，脊强而厥。凡巅顶痛宜藁本、防风、酒炒升麻。又能下行去湿，除妇人疝瘕，阴肿痛，腹中急痛，皆太阳经寒湿。胃风泄泻。若由上焦心、肺、胃诸热，归于手太阳气化之腑，以为头痛者，不可混投。

凡温痛②头疼及春夏阳证头痛，产后血虚火炎头痛，病属上盛下虚者，皆不宜服。

蔓荆子

辛，平。肝、胃、膀胱。一钱。

---

① 第：但。

② 痛：疑当作"病"。《本草经疏·藁本》："温病头痛发热口渴，或骨疼，及伤寒发于春夏，阳证头疼，产后血虚火炎头痛，皆不宜服。"

散上部风。

治太阳头痛，风虚之证。其性轻浮升散，通利九窍。

头痛不因风邪者忌之。胃虚人不可服，恐生痰疾。

辛 夷

辛，温。肺、胃，气分。钱半。一名木笔花，一名迎春花。

散上焦风热。

其性轻浮，能助胃中清阳上行，通于头脑，通九窍，利关节。主治鼻渊鼻塞一切风热之病，头痛，目眩，齿疼。

气虚火盛者忌之。

苍耳子

甘、苦，温。钱半。

发汗，散风湿。

上通脑顶，下行足膝，外达皮肤。主治鼻渊、齿痛，亦能解肢挛痹痛、遍身瘙痒。

紫苏叶

辛，温。入肺、胃、心、气分、血分。钱半。

发表散寒。

味辛入气分，利肺下气，定喘安胎，除胀满。色紫兼入血分，解肌祛风，宽肠利膈，开胃益脾。治脚气，为气得归元之义。

气虚、表虚者禁。

旋覆花

即金沸草。苦、咸、辛，微温。大肠、肺。绢包。钱半。

下气消痰，行水软坚，通血脉。

消胸中痰结坚痞，唾如胶漆，噫气不除。治大腹水肿，利大肠，治风气湿痹。

走散之药，虚人禁之。

辟除温暑卷二

淡豆豉

甘、苦，寒。入肺、脾。三钱。

解表除烦。

解肌发汗，伤寒头痛，寒热，烦躁，满闷，温斑。治疫气、瘴气、痢疾、温疟。苦泄肺，寒胜热。豆性生用平，炒熟热，煮食寒，作豉冷，得葱则发汗，<small>名葱豉汤。</small>得薤则治痢，得栀子能吐，治虚烦。<small>名栀豉汤。</small>

伤寒直中三阴与传入阴经者忌用。

大豆卷

甘，平。入胃。三钱。

理气消水。

除胃中积热，消水病胀满，破妇人恶血，疗湿痹筋挛膝痛。古方用大豆卷仅一见于金匮薯蓣丸，盖用以宣肾，以豆为肾家谷也，不闻其能为表邪发散也。

薄　荷

辛，温，或曰凉，盖体温而用凉也。入肺、心、肝。五、七分。

散风热。

上行之药，能引诸药入营卫。发汗，通关节，搜肝气，抑肺盛，宣滞解郁，止血痢，治咽喉口齿诸痛、皮肤瘾疹。癫痫昏冒由于心藏真阴①不得坎水既济而无以育神者，皆恃此味本阴以纾②阳而清之化之。曾治恍惚多疑一症，用薄荷少许加入安神方中，三服而愈。

辛香伐气，多服损肺伤心，虚者远之。

苦桔梗

苦、辛，平。入肺经、气分，兼入胃、肾。钱许。

宣通气血，泻火散寒，载药上浮。

开提气血，表散寒邪，散结泻火，清理头目，咽喉口鼻诸症，又治痢疾腹痛、脚气，又能使诸气下降。既上行而又能下气，何也？肺主气，肺金清，则浊气自下行耳。世俗泥为上升之剂不能下行，误矣。桔梗利胸中之气，能开提气血，盖中焦为气所从出之处，如有痰水饮食压在气上，惟用桔梗开通壅塞之道，升提其气上行，能使痰水饮食下降也。干咳嗽由痰火之邪郁在肺中，宜苦桔梗以开之。痢疾腹痛乃肺金之气郁在大肠，亦宜此味开之，后用痢药③。少阴咽痛用甘、桔，取其苦辛散寒，甘平除热，合用能调寒热也。

---

① 阴：底本原讹作"除"，据清·杨时泰《本草述钩元》薄荷条改。

② 纾：疏散。底本原讹作"绝"，今据清·杨时泰《本草述钩元》薄荷条改。冯氏"校补记"亦谓："本阴以绝阳"句"绝"字恐误。

③ 痢药：《本草纲目》引朱丹溪、《本草述钩元》引朱丹溪均作"痢药"。冯氏"校补记"："痢药"当是"利药"。盖其时流行"利"字分化作"痢"。

竹　叶

甘、淡，寒。入心、脾。三钱。

凉心缓脾，除上焦风邪烦热。

消痰，止渴。咳逆喘促，吐血失音，小儿惊痫。

金银花

甘，平，微寒。入肺、脾。三钱。

除热解毒，补虚疗风。

养血止渴，除痢宽膨。

连　翘

心谷。苦，微寒。入心、胆、大肠、三焦。钱半至三钱。

散结泻火。

其形似心，故入心泻心火，兼除三焦、胆、大肠湿热。其性升浮，散诸经血凝气聚。利水通经，为十二经疮家要药。

苦寒之物，多用即减食。痈疽溃后勿服。

菉豆衣

甘，寒。行十二经。三钱。

清热解毒。

利小便，止消渴，解一切毒。治泻痢，热毒烦热。其凉在皮，粉扑豆疮溃烂良。菉豆解百毒。

_{生、黑}**山栀**

苦，寒。入心、肺、胃、血分。钱半至三钱。

泻心肺三焦之火。

能使邪热屈曲下行，由小便出，而三焦郁火以解，热厥心痛以平，吐衄、崩淋、血痢之病以息。治心烦懊憹不眠。最清胃脘之血，炒黑末服。吹鼻治衄。去皮泻心火，留皮泻肺火。又治五黄五淋。炒黑为止血之要药。

损胃伐气，虚者忌之。

_{干、冬、霜}**桑叶**

甘，寒，凉。胃、大肠。钱半至三钱。

凉血止血，去风明目。

滋燥。<small>喻嘉言清燥救肺汤以之为君。</small>代茶止消渴。末服止盗汗，须带露鲜桑叶。

杭白菊

炭。苦、甘，微寒。肺、肾、心、肝。一钱至钱半。

祛风热，补肺肾，明目。

得金水之精，能益肺肾二脏，以制心火而平肝木，木平则风息，火降则热除，故能养目血，去翳膜。<small>与枸杞相对蜜丸，久服永无目疾。</small>治头眩，散湿痹、喉风。得金水之精，能益金水二脏，补水所以制火，益金所以平木，木平风息，火降热除。独禀金精，专制风木，故为去风要药，益阴上品。

玉 竹

即葳蕤。甘，平。入脾、胃。钱半、三钱。

平补气血而润，去风湿。

补中益气，用代参、地，不寒不燥，大有殊功。治痁
疟①、茎寒、中风不能动摇。《本经》治风为首功。凡病肝
脾不和者，此为要药，以其能和土木而交相为用也。

有热者不可服。

白 薇

苦、咸，寒。入胃。酒洗。钱半。

泻血热。

阳明冲任之药，主中风，身热支满，忽忽②不知人。
治阴虚内热、血厥、热淋、温疟、瘅疟及风温汗后身热。
专治风虚，益阴除热，治妇人胎前产后遗尿不知时。同白芍
等分酒调服。

血虚者忌。

荷 叶

鲜、干。苦，平。入脾、胃、胆。鲜三钱，干一钱。

升阳散瘀。

感少阳甲胆之气，助脾胃而升发阳气。能散瘀血，留

---

① 痁（shān 山）疟：疟疾的一种，多日一发。
② 忽忽：迷糊，恍惚。

好血，治吐衄崩淋一切血症，洗肾囊风①。痘疮倒靥②者，用此发之。郑奠一曰：研末酒服，治遗精极验。

荷蒂　止痢。

广藿香

辛、甘，微温。入肺、胃。钱半。

主正气，去恶气。开胃定呕，快气和中。<small>中原作平。</small>

治霍乱吐泻、心腹绞痛、上中二焦邪滞。禀清和芳烈之气，为脾肺达气要药，疗肺虚有寒而上③焦壅热者。入发散药则快气，入补脾药则益气，入理气药则快脾滞。气乱于肠，遂作霍乱，致乱正气④者，恶气耳。藿香虚燥芳馥⑤，立定其乱，因名曰藿。然其气味非有偏胜，乃由火归土之功也。

阴虚火旺及胃热、胃虚作呕者戒用。

香　薷

辛，温。入肺、心、脾、胃。五、七分。

利湿消暑退热。

属金水而主肺，为清暑之主药，<small>暑必兼湿，故治暑必兼利湿。若无湿，但为干热，非暑也。</small>治霍乱转筋。属金与水，有

---

① 肾囊风：阴囊湿疹。

② 倒靥（yǎn 眼）：痘疮不能结痂。

③ 上：原脱，据《本草述钩元》藿香条补。

④ 正气：原讹脱作"止"，据《本草述钩元》藿香条改。

⑤ 虚燥芳馥：与《本草述钩元》藿香条同。冯汝玖校补《本草二十四品》谓："虚燥芳馥当是香燥。"冯氏所言，臆测尔。

彻上彻下之功，治水甚捷，肺得之则清化行而热自降。香薷之功在和金郁，俾①阳气得以宣布，而中气因之转化。而包络主血，亦因肺金之下降以生，故其力又能和营，而不徒以解表见长。

无表邪者戒之。

白扁豆

衣。甘，平。入脾。三钱。

补脾除湿消暑。

和中下气，通利三焦，降浊升清，消暑除湿，止渴止泻，专治中宫②之病。土强湿去，正气自旺，故能疗呕吐、霍乱、带下。

滑　石

块，飞。甘、淡，寒。入膀胱。三、四钱。

利窍行水泻火。

淡渗湿，滑利窍，寒泄热，为荡热除湿要药。色白入肺，清其化源，而下走膀胱，以利水道，通六腑九窍津液，为足太阳经本药。治中暑、积热、烦渴、黄疸、水肿、水泻、热利、吐血、衄血。

六一散滑石六两、甘草一两。三钱。加红曲名清六丸，治赤痢；加薄荷名鸡苏；加干姜治白痢，名温六丸；加青黛名碧玉散。

---

① 俾（bǐ笔）：使。
② 中宫：犹中焦。

益元散六一散加柏叶、车前、藕节。**治血淋**。一方六一加朱砂亦名益元。凡脾虚下陷而精滑者，无湿而小便利者均忌，病有当发表者尤忌。

分经解表卷三

桂　枝

辛、甘，温。入膀胱、肺①。五分、一钱。

解肌，调营卫。

温经通脉，发汗，使邪从汗出。气郁升浮，治手足痛风、胁风。

最能动血，一切血症不可误投。

麻　黄

去节。苦、辛，温。入肺、膀胱、心、大肠。根，蜜炙。三、五分。止汗用根节。

发汗解表，去营中寒邪。

泻卫实，通九窍。治寒伤营症，头痛恶寒无汗；又治痰哮气喘，咳逆上气，水肿，风肿。羌活、防风可代。

非冬月寒邪在表者勿用。

葛　根

煨。辛、甘，平。入胃。七、八分至钱半。

解肌，升阳散火。

清扬升发，能鼓胃气上行，生津止渴，兼入脾经，发

---

① 肺："肺"字原脱，据目录补。

汗退热，为治清气下陷泄泻之圣药，又治血痢①、温疟。风药多燥，此独生津止渴。

葛花 解酒毒。

升散太过，上盛下虚之人忌。

柴 胡

苦，微寒。入肝、胆、三焦、心包。五、七分至钱。水炙，蜜炙，鳖血炒。

发表和里，升阳退热，调经解郁。

气升为阳，能引少阳清气上行，为治诸疟之要药；亦能散结，又散十二经疮疽，功同连翘。

银柴胡 治劳羸骨蒸，热从髓出者，必为要药。虚劳一症，因虚而凝结其气血者忌，以不生则不化也。亦有外经内伤先凝结其气血以致虚者，此不化则不生化也，柴胡实为要药。

阴虚火炎气升者禁用。

浮 萍

辛，寒，轻浮。入肺。五分至钱。

专发汗祛风行水。

轻浮入肺，发汗祛风，利水消肿，用代麻黄。丹溪以为浮萍发汗胜于麻黄。

非大实大热不可轻试。

---

① 血痢：原"血"下无"痢"字，据《本草从新·草部》葛根条下补。

细　辛

大辛，温。入肝、肾、血分，为心经引经。三、五分。

散风寒湿，行水气，润肾燥。

能发少阴之汗，开胸中滞结，破痰利水，通经气，利九窍，专治少阴头痛。治喉痹、齿痛、鼻渊，督脉为病，脊强而厥，风眼泪下倒睫。又能补胆。味厚性烈，不可多用。能入少阳，宣达甲胆之用，自下而上以行春令，故东垣云：胆气不足，细辛补之。又能通心窍，醋浸一宿，晒干为末用。止少阴合病之头痛，杀三阳数变之风邪。

辛散太过，涉虚者忌。

北秦皮

苦，寒，性涩。入肝。钱半。

泄热治目疾，涩止痢。

能除肝热而平木，故治目疾；收涩而寒，故治崩带下痢。《纲目》谓补肝①益肾，久服益精有子。涩而补下焦，故能益精有子。

白头翁

苦，寒。入阳明血分。酒炒。一钱、钱半。

泻热凉血。

---

① 肝：此后原衍"肝"字，据文义及冯氏"校补记"删。

治热毒血痢、温疟寒热，亦治齿痛鼻衄、瘰疬疝瘕、血痔偏坠。捣敷①患处。

---

① 敷：原作"服"，据文义改。

存阴复阳卷四

生、煨**石膏**

甘、辛，大寒。入胃、脾、肺、三焦。或煅，先煎。三钱至一两。

体重泻火，气轻解肌。

足阳明经大寒之药，色白入肺，兼入三焦。治阳明壮热、大渴、便赤、伤寒郁结无汗、舌焦、牙痛。胃主肌肉，肺主皮毛。极清肺热。为发斑疹之要品。辛能发汗解肌，甘能缓脾生津止渴，寒能清热降火。

少壮大热者，功效甚速；老弱虚者，祸不旋踵。东垣曰：立夏前服白虎汤，令人小便不禁，降令太过也。

芒 硝

即皮硝。辛，咸，苦，大寒。胃、大肠、三焦。钱许。

大泻，润燥软坚。

荡涤三焦肠胃实热，推陈致新，治疫痢、积滞、留血、停痰、淋闭。火硝是炮中用以作火药者，与此相反。

元明粉 芒硝、莱菔汁同煮，露一宿，即结成块，为元明粉。冬时严寒方可煮之。

去胃中实热，荡涤肠中宿垢，用代芒硝，其性稍缓。

风化硝 以元明粉置风前，消尽水气，轻白如粉，即为风化硝。

朴硝、芒硝、元明粉、风化硝、马牙硝皆属水而主降，硝石、焰硝、火硝皆属火而主升，寒热相反，而火硝之有芒者亦名芒硝，有棱者亦名牙硝。故易相混，用硝者，不若独用元明粉为稳。

胃虚、无实热者均为大戒。通经堕胎，用宜审笃。

_{生、制}大黄

大苦，大寒。入脾、胃、大肠、心包、肝、血分。三钱至两。

大泻血分实热，下有形积滞。

其性沉而不浮，其用走而不守，若酒浸亦能引至至高之分。荡涤肠胃，下燥结而除瘀热，治伤寒时疾发热谵语、温热瘴疟、下利赤白、腹痛里急、黄疸水肿、癥瘕积聚，_{皆土郁夺之。}又留饮宿食、心腹痞满一切实热，能推陈致新。

苟非血分热结、六脉沉实者，切勿轻予推荡。

川黄连

大苦，大寒。入心。_{治心火生用，上焦火酒炒，中焦火姜汁炒，下焦火盐水炒，食积火黄土炒，湿热在气分吴萸汤炒，肝胆火猪胆汁炒，湿热在血分醋炒。}三分至七八分。

泻火燥湿。

泻心实，泻脾^①也，实则泻其子。陆注云：似应云"泻心实泻

---

① 泻心实泻脾：《本草述钩元》此五字均为小字，未被断开。此处以"泻心实"为大字，"泻脾"为小字，故有后文"陆注云：似应云'泻心实泻脾也'"等语。

脾也。"今以泻心实为句，恐非是。**镇肝凉血**，凡治血，防风为上部之使，黄连为中部之使，地榆为下部之使。**治热毒诸痢，除肠中混杂之水，止盗汗，消心瘀，治痞满嘈杂，吞酸吐酸，杀蛔。**

香连丸木香、黄连。为下痢要药。

左金丸黄连六、吴茱萸一。治痢兼治肝火及吞酸吐酸。

胡黄连　治骨蒸劳热，小儿五疳。此味应入退热除蒸门，玖以目录未列，仍附此。

心为血主，黄连本寒水之化以入心，正所以调血而治肠癖诸病也。丹溪治食积丸首用黄连，以吴茱萸制连而治左，以益智仁制连而治右。五脏以我所生者为用，心之用病，莫先于中土，而黄连治热之郁而化湿者，亦莫先于中土，正对待以奏功也。

虚寒为病大忌。

黄　芩

苦，寒。入肝、心、脾、肺。酒炒则上行泻肺火，猪胆汁炒泻肝胆火。钱半。少炒。

泻火除湿。

泻中焦实火，除脾家湿①热，治寒热往来、邪在少阳。澼痢腹痛、火嗽喉腥、五臭，肺为腥②。目赤肿痛。得白术

---

①　湿：原讹作"温"，据《本草备要》改。

②　五臭肺为腥：五臭指膻、薰、香、腥、腐五种气味，腥属金，与肺对应。

为安胎圣药，得柴胡除寒热。盖柴胡退热，乃苦以发之，散火之标也；黄芩退热，乃寒能胜热，折火之本也。

条芩 泻大肠火。

片芩 泻肺火，清肌表之热。

此味惟治三焦实热，若三焦火郁则以升为治，不宜投苦寒降剂。胎前若非实热而服之，阴损胎元矣。骨蒸发热，肤如火燎[①]，六脉浮洪，烦躁引饮而尽甚者，此气分热也，宜泻肺，一味黄芩汤。[②]

苦寒伤胃，虚者戒之。

川黄蘗

苦，寒，微辛。入膀胱。酒制治上，止崩带炒黑用，蜜炙治中焦不伤胃，盐炒治下。一钱、钱半。炒。

泻相火，燥湿清热。

沉阴下降，疗下焦，治温热痿瘫、陆注："温"恐是"湿"字之误。骨蒸劳热、消渴便闭、水泻热痢、痔血肠风、一切湿热为病，安上焦虚哕之蛔虫。

必尺脉洪大，按之有力方可用。若虚火，误服有寒中之变。

生 姜

辛，温。入肺、胃。二、三片。

---

① 燎：原讹作"疗"，据文义改。

② 浮洪……黄芩汤：原为小字，据《本草备要》"黄芩"条及文义改为大字。

散寒发表，开痰止呕，解郁。

行阳分而祛寒，调中畅胃下食，治伤寒头痛、伤风鼻塞、咳逆呕哕、呕家圣药。胸壅、寒痛。通神明，去秽恶，辟瘴气。

生姜汁　治噎膈反胃。同韭汁或竹沥。

生姜皮　辛凉和脾，行水，治浮肿胀满。

煨生姜　用生姜惧其散，用干姜惧其燥，惟此略不燥散。凡和中止呕，及与大枣并用，取其行脾胃之津液而和营卫也。

淡干姜

辛，大热。入脾、肺、胃。三、五分。

燥湿，逐寒发表，温经通脉。

定呕消痰，开胃扶脾，通肢节，宣脉结，消食去滞，治寒痞、积脓。同五味捣，利肺气，除寒嗽，开脏腑。

炮　姜

炭。苦、辛，大热。入脾、胃。三、五分。

大燥回阳和中。

除胃冷而守中，治脏腑沉寒痼冷。能去恶生新，使阳生阴长，故吐衄下血有阴无阳者宜之。亦能引血药入气分而生血，故血虚发热、产后大热者宜之。此非有余之热，乃阴虚而阳无所附也。引以黑附，能入肾去寒湿，能回脉绝无阳。通心阳，补心气。

辛能上僭①，散气走血，损阴伤目，凡阴虚有热者忌之，孕妇尤忌。

附　子

制。辛、甘，大热。入肾命，通行十二经。炮、淡。五分至钱。

大燥回阳，补肾命火，逐风寒湿。

大热纯阳，其性浮多沉少，其用走而不守，无所不至，治六腑沉寒、五脏痼冷，主伤寒直中三阴之证，面赤戴阳，真寒假热，为阴症圣药。气虚者四君，血虚者四物，虚甚者俱宜加熟附。古方用为少阴向导，后世误为风药、补药，杀人多矣。用附子以补火须防涸水，阴虚之人久服补阳之药则虚阳益炽，真阴愈耗，精血日拮，而气无所附，遂致不救者多矣。

若内真热而外假寒，热厥似寒，<small>宜承气白虎等汤。</small>因霍乱等症，服之祸不旋踵。

生附子②

生用发散，熟用峻补。分、钱。

仲景麻黄附子细辛汤，熟附配麻黄，发中有补。四逆，生附配干姜，补中有发。

---

① 上僭（jiàn 见）：上行过度之意。
② 生附子：前既有附子，此条又将"生附子"单列，内容又述"熟附"，且其子条复论"川乌头""草乌头"，疑有误。

川乌头　即附子之母，功同附子而稍缓。

附子性重峻回阳逐寒，乌头性轻疏温脾逐风。

草乌头　野生，状类川乌，故名。

搜风胜湿，开顽痰，然至毒，无所攘制不可轻投。

撤热清中卷五

犀　角

尖。苦、酸、咸，大寒。入心、肝、肾。一钱、钱半。镑，先煎，磨冲四、五分。

泻心胃大热。

凉心，泻肝，清胃中火热。治伤寒时疫，发黄发斑，祛风利痰，辟邪解毒，治吐血下血、蓄血发斑、痘疮黑陷。

大寒之性，非大热者不敢轻用。妊妇服之能消胎气。

羚羊角

尖。苦、咸，寒。入肝、心、脾。一钱、钱许，磨冲五、七分，如镑先煎。

泻心肝火。

羊属火而羚羊角属木，目为肝窍，清肝故明目去障。下气降火，治伤寒伏热。泻心肝邪热，又辟邪而解诸毒。

性寒能伐生生之气，无火热者勿用。

大　青

苦、咸，大寒。入心、胃。钱半。

解心胃热毒。

治伤寒时疾热狂、阳毒发斑、黄疸热痢、丹毒喉痹。

非心胃热毒勿用。

鲜生地

苦、甘，大寒。入心、肾、小肠、胃、大肠、血分。三、五钱，汁用一两。

大泻火，平血逆。

入心、肾，泻小肠火，清燥金，平诸血逆，消瘀通经。治吐衄崩中、热毒痢痞、诸大热、大渴、引饮。利大小便，又能杀虫，治心腹急痛。

必燥结有实火者方可用。

龙胆草

大苦，大寒。入肝、胆，兼入膀胱、肾。七、八分至钱。酒浸则上行，甘草水浸。

泻肝胆火，下焦湿热，上焦风热。

其性沉阴下行，与防己同功，治时气温热、热痢、疸黄、脚气，一切下焦之湿热，又治胃热。酒浸亦能上行，治咽喉风热、骨间寒热，又去肠中小虫。柴胡为主，龙胆为使，疟疾要药。能就水中大泄火热，故治肝胆火并湿中蓄热者。要之，此等苦寒，治有余而为热之病，非治不足而为热之病也。

大损胃气，无火者忌之。

芦　荟

大苦，大寒。入肝、心。钱许。

清热杀虫，凉肝镇心。

功专清热、明目、除烦。治小儿惊痫，吹鼻杀脑疳①，湿癣。甘草末减半和敷。

脾胃虚寒作泻者勿服。

川楝子

即金铃子。苦，寒。入膀胱、心包、小肠。一钱、钱半。

泻湿热，治疝，杀虫。

能导小肠、膀胱之热，因引心包相火下行，通利小便，为治疝气要药。又治伤寒、热狂、热厥。

苦寒之品，脾胃虚寒者大忌。

鸦胆子

即苦参子②。

清热杀虫。补

用桂圆肉每包三粒吞下，专清大肠热结。以其性苦寒，故须包吞。

玖按：《纲目》苦参，味苦寒，无毒，治心腹结气、癥瘕积聚、黄疸、溺有余沥，逐水除痈肿。补中，明目止泪，养肝胆，安五脏，定志益精，利九窍。除伏热，肠澼，止渴，醒酒，小便黄赤。疗恶疮、下部䘌③。平胃气，令人嗜睡。实同苦参。

---

① 脑疳：病证名，出《颅囟经》。为疳疾的一种，症见头部生疮，头热，头发焦枯如穗，甚至脱落光秃，鼻干，心烦，疲倦，困睡，目睛无神，腮肿凹凸，身热汗出不解等。

② 苦参子：为鸦胆子别名，与苦参非同种植物。

③ 下部䘌（nì溺）：指阴部虫蚀之疮。䘌，小虫。

逐寒和里卷六

吴茱萸

辛，苦，大热，有小毒。入肝、脾、肾。三、五分，九粒、廿一粒。泡淡，盐水炒。

散风寒湿，下气疏肝，燥脾温中。

正气疏肝，除湿解郁，开腠理，逐风寒。治厥阴头痛、阴毒腹痛、呕逆吞酸。俗名酸心。去痰杀虫，冲脉为病，气逆里急。性虽热而能引热下行，浊阴不降，厥气上逆，膈塞胀满，非吴茱萸不能治也。

损气动火昏目，即有寒湿者亦宜酌用。

高良姜

辛，热。入胃、脾。四、五分。

暖胃散寒。

消食醒酒，治胃脘冷痛，噫逆胃寒者高良姜为要药。凡心口一点痛，俗言心痛，非也，乃胃脘有滞，因怒因寒而起者，用良姜、香附同焙研，因寒者姜二钱、附一钱；因怒者附二钱、姜一钱；寒怒兼者各钱半，米饮汤加姜汁一匙、盐少许，服之立止，名秘迹佛方。古方治心脾痛多用良姜，寒者用之至二钱，热者亦用四、五分，于清火剂中取其辛温下气，止痛有神耳。良姜能去风冷者，以阳气大虚则亦病于风，故不止曰风，而曰风冷。玖按：亦病句，恐有误①。

虚人须与参、术同行，不宜多用、独用。

川　椒

辛热纯阳，有毒。入肾命、脾、肺。三、五分。

散寒湿，补肾命火。

入肺发汗散寒，治风寒咳嗽；入脾暖胃燥湿，消食除胀，治心腹冷痛、吐泻澼痢、痰饮水肿；入右肾命门补火，治肾气上逆、阳衰泄精、溲数阴汗。破血通经，除癥安蛔。

阴虚火旺及肺胃素热者大忌。

胡　椒

辛，大热纯阳。三、五分。

暖胃快膈，下气消痰。

治寒痰食积、肠滑冷痢、阴毒腹痛、胃寒吐水、牙齿浮热作痛。合荜拨末治之。

荜澄茄 即胡椒之大者，乃一类二种②。主治略同，亦易僭上。

---

① 恐有误：按：查"以阳气大虚……而曰风冷"句出《本草述》刘若金按语。冯氏所谓"恐有误"者，以未查书也。

② 一类二种：胡椒、荜澄茄乃同科（胡椒科）不同属植物。

必阴气至足者方可用。玖按："至足"二字恐有误字。①

丁　香

去柄。辛，温，纯阳。入胃、肺、肾。三、五、七只。

暖胃温肾。

泄肺温胃，壮阳暖阴，治胃冷壅胀、呕哕呃逆。

非虚寒者勿用。

小茴香

一名蒔萝。辛，平。入胃。三、五、七分。炒黑，酒炒，盐水炒。

理气开胃。

发肾邪，治阴疝、寒疝。

大茴香

辛，温。入肾、胃。分、钱。

燥补肾、命门，治寒疝。

暖丹田，补命门。开胃下食，调中止呕，治小肠冷气、㿗疝阴肿。疝气入肾，炒大茴香二包，更换熨之。疝有七种：气、血、寒、水、筋、狐、㿗也，属肝经，多因寒湿所致，挟虚者稍加参、术。

---

① 至足……误字：冯氏此言失考。按：此句出《本草从新》"胡椒"条，原文："（胡椒）世人因其快膈，嗜之者众。然损肺走气，动火动血，损齿昏目，发疮痔脏毒。必阴气至足者，方可用。毕澄茄、即胡椒之大者。乃一类二种。主治略同。亦易僭上。"

有热者戒。

薤白头

辛，苦，温。入大肠。三钱。

滑利窍，泻下焦气滞。

下气调中，助阳，泄下焦大肠气滞，治泄痢下重、肺气喘急，取其滑而利窍也。仲景用瓜蒌薤白头白酒汤，专治胸痹利痛、肺气喘急。陆注："痢"古本作"利"，今集中概作"痢"，则此作"利痛"转似误写。

理气导滞卷七

^{生、甜}**冬术**

制。甘，苦，温。入脾。一钱至三钱。土炒，蜜水炒[1]。

补气生血，健脾燥湿。

同补血药能补血，同辛散药能发汗，同芪、芍之类能止汗。补脾和平止肌热，利小便，化癥癖，止泄泻。理心下急满，利腰脐血结，治冲脉为病，气逆里[2]急，脐腹痛。补汗风虚，除湿益气，与淡味渗湿、风剂燥湿不同，以其能健胃阳而化脾阴也。其所入之经先胃及脾，其他所入之经又由脾胃以及之，故能宣天气之阳，以化地气之阴，中土气交乃能行升降之化也。

阴虚而阳炽者勿用。

川　朴

制。苦，辛，大温。入脾、胃。五分至钱。姜汁炒。

下气散满。

苦降能泻实满，辛温能散湿满。平胃调中，消食化

---

① 蜜水炒：原作"蜜少炒"，据《本草备要》"白术"条改。本书卷末冯氏"校补记"云："蜜少炒恐是蜜水炒，未改。"

② 里：原作"理"，据文意改为"里"。

痰，行结滞，破宿血，散风寒。治反胃、呕逆、喘咳、泻痢、冷痛、霍乱一切客寒犯胃，湿气浸脾之症。元气未虚，邪气方盛者宜之。

脾胃虚者切勿沾唇①。孕妇服之大损胎元。

青 皮

辛，苦，温。入肝、胆、肺、气分。七分至钱。醋炒。

泻肝破气，消积发汗。

入肝胆气分，色青气烈，疏肝泻气，破滞削坚，消痰散痞，治肝气郁结、久疟结癖、入肝散邪，入脾除痰，故清脾饮以为君。胸膈气逆、乳肿。破滞，气愈低愈效；消坚，积愈下愈良。引诸药至厥阴阴分，下饮食太阴之仓。同人参、鳖甲消疟疾。橘皮之未黄者为青皮。

橘核 治疝痛、腰脊冷痛。去皮炒。

最能发汗，汗多者不可用，气虚者忌服。

广陈皮

苦，辛，温。入脾、肺、气分兼入胃。八分至钱半。蜜炙。治痰姜汁炒，入下焦盐水炒。

调中理气，消痰燥湿，快膈导滞。

入和中药以健脾胃，则留白；入疏通药以理肺气，则

---

① 沾唇：原讹作"治"，且后有冯氏小字注"'治'下一字如'贫'，不识未书"。今据《本草从新·木部》厚朴条下"脾胃虚者，切勿沾唇"而改，并删去冯氏注文。

去白。去白名橘红，兼能治寒发表，消痰泄气。用杏仁治大肠气秘，用橘红治大肠血秘。

气虽中和，亦损真元，无滞勿用。

江枳壳

酸，苦，寒。入肺、胃、大肠。钱半。水炒，麸炒。

破气行痰。

泻肺脏，宽大肠。胸膈结气，两胁虚胀①。治肺气水肿，泻痢里急后重。

枳实 主治略同

枳实利胸膈，枳壳宽肠胃。

多用损胃中至高之气。

老苏梗

辛，温。入肺。钱半、二钱。

顺气安胎。

玖按：用于活血疏肝剂颇效。

广藿梗

辛，甘，温。入肺、脾。钱半、二钱、三钱。

快气和中，开胃止呕。

能祛恶气而除壅热。

木 香

煨，生切。苦，辛，温。入肺、肝、脾、大肠、膀

---

① 胀：原本作"涨"，据文义改。

胱。五、七分钱。

行气。

为三焦气分之药，治上下一切气痛，治呕逆反胃、霍乱痢疾。槟榔同用。具升降自然之机，不可以破泄真气目之。泄肺气，疏肝气，和脾气。消食开郁，安胎。治痰壅气结，冲脉为病，气逆里急。归脾汤内用之以疏药滞。此味又名五木香，以一枝五茎、五枝、五叶、叶间五节[1]故也。夫升降不能离乎中土，是物柯枝节叶各具中五土数，非秉升降之枢者乎？然则助脾乃其首功，行肝即其次及，以升降神而肝之生化不穷也。生化不穷则何冷气之不行，又何诸气之为病乎[2]？

香燥而偏于阳，血枯而燥者慎之。

香 附

生，制，杵，研末，四制。辛，苦，平。肝、肺、三焦，通行十二经。钱半至三钱。

调气解郁。

乃血中气药，利三焦解六郁，行十二经八脉气分，主一切气，为气之总用，女科之主帅也。治吐血便血、痰饮积聚、痞满腹胀、霍乱吐泻。臣以参、芪，佐以甘草治

---

① 以一枝……五节：此句疑误，《本草纲目》木香条下引《三洞珠囊》云："一株五根，一茎五枝，一枝五叶，叶间五节，故名五香。"可参。
② 土数……之为病乎：原为双行小字，据文义改。

三六

虚，效甚速。得茯神则交济心肾，得参、术则补气，得^①归、地则补血，得艾叶则治血气、暖子宫，得茴香、骨脂引气归元。生用或磨冲上行胸膈，外达皮肤；熟用下走肝、肾，旁彻腰膝；炒黑则能止血。气郁可以多用，气弱而郁者必用补剂。更有火伤元气以致郁者，治须降火而少以此佐之，否则燥反助火而气更郁也^②。

苦燥而能耗血散气。

台乌药

辛，温。入脾、肺、肾、膀胱、气分。二钱至三钱。磨冲，酒炒。

顺气。

能疏胸腹邪逆之气，一切病之属气者皆可治。气顺则风散，故以之治中气^③、中风；气顺则血平，故亦治血逆。治膀胱冷气、便数白浊、反胃食积、泻痢霍乱、妇人血凝气滞。古云乌药、沉香、炮姜，虚人之神剂。

气血虚^④而内热者勿用。

---

① 得：原本作"则"，据文义改。
② 走肝……更郁也：原本作小字，今据文义改为大字。
③ 中气：气厥。
④ 气血虚：原作"气虚血"，据《本草从新》"乌药"条及文义改。
按：此句后有小字"玖按：'血'下恐陒字"。"陒"或系"落"字笔误，卷末"本草二十四品校补记""乌药"条作"'气虚血而内热''血'下有落字"可参。今删除小字。

沉 香

曲。苦，辛，温。入肾命。钱许末，磨冲二、三分。

调气暖胃。

入右肾命门，暖精助阳，行气温中，能降亦能升，故理气而调中，主治心腹冷痛、噤口毒痢及气痢气淋，又能平肝下气，镇坠痰涎。

气虚下陷，阴虚火旺者忌。

玖按："理"下原缺"气"字，今补。"毒痢及气痢气淋""及"字原为"乃"字，今改"及"字。

荔枝核

甘温而涩。入肝、肾。五、七枚。存性煅研。

散寒湿。

能散肝肾气滞，辟寒邪，治胃脘痛以其宣散寒湿也，又治妇人血气痛。合香附末、盐汤服名蠲痛散。

荔枝 连壳煅研止呕逆。其实双结核似睾丸，故治颓疝卵痛。

无寒湿气滞者勿用。

橘 核

辛，温，苦。入脾、肺、气分。三钱。炒香。

疗气痛。 补

能入厥阴行肝气，治疝专药，亦治腰脊冷痛。去皮炒。

活血消瘀卷八

当 归

身、尾。苦、辛、甘，温。入心、肝、脾、血分。钱半至三钱。酒炒上行，醋炒下行①。

补血，润燥，滑肠。

为血中气药，治虚劳寒热、咳逆上气。又治冲脉为病，气逆里急；带脉为病，腹痛满，腰溶溶②如坐水中。及妇人诸不足一切血证。血滞能通，血虚能补，血枯能润，血乱能抚，使气血各有所归，故名。又能助心散寒。当归尾破血，当归头止血。此味入心，为心之使，归于血之所主也，盖能助气之用，乃能益气之体，若只判为入血，便失当归本来面目矣。

极善滑肠，泻者禁用。

白 芍

生，酸、苦，寒。入肝、脾、肺、血分。钱半。炒，酒炒，以桂末三分拌炒。

补血，泻肝，敛阴。

白术补脾阳，白芍补脾阴，故治脾热易饥，又能入血

---

① 酒炒……醋炒下行：原本作"酒炒下行"，据目录及文义改。
② 溶溶：缓慢。此谓腰活动受限貌。

海，冲脉为血海，男女皆有之。而入于九地之下。厥阴。泻肝火，收阴气，除烦退热，安胎，治泻痢后重①、妇人胎产及一切血证。得甘草甲己相合，故能去土中之木。泻肝补脾，能健脾经，又能收脾经阴气，阴气收则火退，故泻脾火。同白术补脾，同川芎泄肝，同当归补血，同芩、连止痢，同人参补气。脾阴足而万邪息，此味独主收脾阴气，遂下以固肝肾之阴，上以利心肺之阳。阳郁者以升阳为主，此味当忌；阳亢者以收阴为主，此味当要。由木媾金，因金媾木正需此味。

气虚者勿用，新产者忌。以其酸寒能伐生生之气，必不得已酒炒用之。

赤 芍

与白同。入肝、小肠。钱半。酒炒，桂枝三分拌炒，醋炒。

泻肝散瘀。

白补而敛，赤散而泻。白益脾，能于土中泻木；赤散邪，能行血中之滞。泻肝火，散恶血，利小肠，通经闭，治下②痢后重不炒。阴虚阳亢者则投白芍，取其收阴和阳以补之；阴实阳亢者则投赤芍，取其升阴导阳以散之。

虚者忌用赤。

---

① 重：原书诸本俱脱，据文义及《本草纲目》"芍药"条补。

② 下：原讹作"小"，据《本草纲目》"芍药"条改，同时删去"赤芍"条后冯氏按语："玖按：'小痢'句'小'下当有落字或'小'字误。"

丹　皮

辛，寒，苦。入心、肾、肝、心包、血分。钱半。炒黑。

泻伏火，去瘀。

泻血中伏火，治血中结气，神志不足。通经脉，止吐血，破积血，退无汗之骨蒸。丹皮退无汗之骨蒸，地骨皮退有汗之骨蒸。能泻阴胞中之火，故四物汤加之治妇人骨蒸。能行结气而固真气，去瘀血而养真血。心虚心火炽甚，肠胃积热，心气不足者，丹皮为君。胃气虚寒，经行过期不净者勿服。

胎前亦宜酌用。

蒲　黄

生，甘，平。入心包、肝、血分。钱许。炒。

生滑行血，炒涩止血。

生，消瘀通经，祛心腹膀胱之热，利小便。炒，止一切血。

崩带泄精无瘀者勿用。

五灵脂

生，炒。甘，温。入肝、血分。钱许。

行血止痛。

生行血，炒涩血，治诸血病及腹、气血一切痛，散风杀虫。

血虚无瘀者忌用。

延胡索

辛、苦，温。入肝、脾、心包、肺、血分、气分。钱至三钱。行血酒炒，止血醋炒。

活血利气。

能行血中气滞，气中血滞。治上下内外诸痛，治癥癖崩淋、月候不调、产后血运、暴血上冲，为治血利气之药，然走而不守。此为血中气药、气中血药，不同于破血之剂，更不得以疏气耗气诬之。是从阴中致阳之用，还以达阴之化者也。

经事先期，虚而崩漏，产后虚运者切忌。

紫丹参

苦，平。入心经、血分。钱半、三钱。

补心血，去瘀生新，调经。

气平而降，主心腹邪气，肠鸣幽幽如走水，去心腹痼疾结气，通利关脉，养神定志，调妇女经脉不匀、胎产血奔、带下，治骨节疼痛、腰脊强、脚痹。一味丹参散，功同四物汤。为女科要药。入天王补心丹则补心。一味丹参治妇人月候不调。

虽能补血，长于行血，无瘀酌用。然其通利究属生血化血之功，不可与破泄之味同①论。

---

① 同：原本作“用”，《本草述钩元》“丹参”条：“此味由生血化血之全功而通利关脉，其通利不可与破气之味同论”，据改。

参三七

甘、苦，温。入肝、血分。七分、钱。

散瘀定痛。

治吐衄崩痢一切血症，为金疮杖疮要药。

能损新血，无瘀勿用。

桃 仁

去皮尖，研。苦，平，微甘。入肝、大肠、血分。钱许。炒。

破血去瘀。

缓肝气而生心血，通大肠血闭，治热入血室、血燥血痞、血痢经闭、咳逆上气、血和则气降。发热如狂。若小腹满痛，小便自利者为蓄血。

非血瘀者禁。

红 花

苦、辛、甘，温。入肝经、血分。三、四分。

通行血，润燥，消肿止痛。

入肝经破瘀治血，治喉痹不通、经闭便难、胎死腹中。

过用能使血行不止。

茺 蔚

即益母草。辛，苦，寒。入肝、心包、血分。钱半。

消水行血，胎产良药。

调经去瘀生新，通二便。茺蔚得木之全，大益肝胆。
十一脏取决于胆，此味自上按下，从内彻外，丰美备足。

茺蔚子_炒 明目安心，通血脉，专治血分风热，血滞
目病者宜之，瞳神散大者忌。

茎、叶、花、根均可用之。茎、叶、花、根专于行，子则
行中有补。

其性辛散滑利，勿以其"益母"之名而滥用之。

茜 草

根。酸、咸，温。《本经》苦，寒。入心包、肝、血
分，兼入心、肾。五分至钱。炒黑。

通行血。

能行血止血，消瘀通经。

无瘀滞者忌。

泽 兰

苦、甘、辛。入肝、脾、血分。三钱。

通行血，消水。

舒脾散热，泄热和血，补而不滞，行而不峻，为女科
要药。通九窍，利关节。破宿血，调月经，消癥瘕，散水
肿，专走血分，治产后血淋腰痛。

性虽和缓，终是破血之品，无瘀者勿轻用。

卷 柏

生，辛平；炙，辛温。一钱。

生用破血，炙用止血。

生用破血通经，治癥瘕淋结；炒用止血，治肠风脱肛。

郁 金

辛、微甘、苦，寒。入心、肺、心包、肝①、血分。钱半，切片磨冲五、七分。

行气解郁，凉血破瘀。

其性轻扬上行，入心及②包络，凉心热，散肝郁，治血气诸痛，妇人经脉逆行，又能下气，产后败血攻心，颠狂失心，能开肺经之郁，故名。入心及包络，有因惊忧而起，至痰血络聚③心窍，遂成颠狂，久病者，用郁金七、八分，明矾三分为末，薄荷糊丸桐子大，每白汤下五十丸。盖郁金入心去恶血，明矾化顽痰故也。真者绝少，可用山茶花瓣代之。

阴虚火亢吐血不关肺、肝，气逆血虚而郁者均忌。

大、小蓟

甘、苦，凉，或曰甘温。生钱许，炭七、八分。

大小蓟皆能破血下气，行而带补。

---

① 心包肝：原作"心肝包"，据目录及文义乙正。
② 及：原讹作"乃"，据《本草纲目》"郁金"条改，同时删去冯氏注文："陆注'乃'字似'赘'，玖按：'乃'或是'及'字之误。"
③ 络聚：《本草纲目》同。冯氏"校补记"作"结聚"，不知所据。

治吐血肠红①，女子赤白，安胎。小蓟力微，能破瘀生新，凉血退热；补虚以消痈毒，非大蓟不可。

槐　花

苦，凉。入大肠、胆、血分②。三钱。炒。

泻热凉血。

凉大肠，疏肝热，治赤白泻痢、吐衄、肠风诸血症。舌上出血如线者名舌衄。炒末掺之。

槐性纯阴，虚寒者戒，即虚热而非实火者亦忌。

地　榆

炒黑。酸、苦，寒。入肝、肾。钱半。

涩止血。

性沉而涩，除下焦血热，治吐衄崩中、肠风血痢，治胆气不足。古方断下③多用之，惟热痢不可骤用。微寒带补，故可治崩漏之属热而虚者，若实热不可用。

虚寒作泄，胃弱及胎产血崩，脾虚作泄者忌。

侧柏叶④

苦、酸，寒。入肝、肺、血分。三钱。生，炒，炭。

凉血，清血分湿热。

---

① 肠红：大便出血。
② 分：原脱，据目录及文义补。
③ 断下：止痢。
④ 侧柏叶：原作"侧柏炭"，据目录及文义改。

性涩而燥，去风湿诸痹、历节风痛，止吐衄崩淋一切血症。

血分湿热以此清之，真阴虚者忌。

花蕊石

即花乳石。酸、涩，平。入肝、血分。钱半。^补

化瘀止血。

疗金疮，妇人血晕恶血，下死胎，治一切失血伤损、内漏①目翳。以上皆补。

白茅根

甘，寒。入心、脾、胃。五、八钱，两。

泻火止血，主鼻衄。以下补

补中益气，除伏热，消瘀血，利小便，解酒毒，血闭寒热，肺热喘急，内热烦渴。

苏　木

甘、咸、辛，平。入三阴血分。分、钱。

行血。以下补

破血，产后血胀闷，消痈肿，扑损瘀血，赤白痢，月候不调。

---

① 内漏：似指刺破经脉而致之耳病。《素问·刺禁论》："刺客主人内陷中脉，为内漏、为聋。"

化食杀虫卷九

神　曲

甘、辛，温。入胃。二、三钱。

行气化痰，消食。

开胃消积滞，消粽子积。治痰逆、癥结、腹痛、泻痢、胀满、翻胃，回乳下胎，亦治目病。

红曲　色赤，破血活血，燥胃消食，治赤白下痢、产后恶露不净。

脾阴虚，胃火甚者忌。且能堕胎。

山　楂

甘、酸，微温。入脾。钱半、三钱。炭。

破气消食，化痰散瘀。

健脾胃，磨积，止儿枕作痛①砂糖调服，行小儿乳食停留，佐以茴香治疝气。多食令人嘈杂及伐胃中生发之气。

胃中无食及脾虚恶食者忌。

谷　芽

生。甘，温。入脾、胃。三、五钱。焦，焙香，绢包。

---

① 儿枕作痛：指产后小腹疼痛。

健脾消食，开胃和中化积。

功同麦芽而性不损元。

麦　芽

生。甘、咸，温。入胃、大肠。三、五钱。焦，包。

开胃健脾，行气消积。

能消一切米面诸果食积，消食和中快脾，宽肠除胀[①]，助胃气上行而资健运，散结去痰通乳。

能消肾气堕胎。

枳　实

酸、苦、辛，寒。入脾、胃。钱、钱半。切片，磨冲。

破气行痰。

消食痞，一曰消虚痞。破坚除积，胸胁痰癖，逐停水，去胃中湿热。枳实泻痰有冲墙倒壁之力。

大损真元及孕妇勿用。

槟　榔

苦、辛，温。入脾、胃。分、钱。切，磨分。

泻气行水，破胀攻坚。

泻胸中至高之气，使之下行。能坠诸药至于下极。破滞攻坚，治痰癖脚气，脚气冲心者尤须用之。大小便气闭，里急后重，治后重验如奔马。停耳[②]出脓研末吹之。

---

① 胀：原作"肶"，据文义改。
② 停耳：病名。系指耳内红肿疼痛流脓的疾病。又名聤耳。

气虚下陷者切忌。

葛 花

辛、甘，性平。分、钱。

解酒毒。补

葛根能解酒毒，其花尤良，以其轻扬升发，能鼓舞胃气上行入肺，生津止渴也。

枳椇子

甘，平。俗名鸡距。钱。

解酒毒。补

同葛花能解酒毒，止渴除烦，其叶入酒，酒化为水，故治饮酒过度，积热在脾，加入麝香少许更妙。

玖按：用枳椇子根煎水洗，湿痹腿疾极效。

砂 仁

末。辛，温。入脾、胃、肾、膀胱、大小肠。分，二粒。后下。

行气调中。

和胃醒脾，祛冷行滞，治腹痛痞胀、霍乱转筋、噎膈呕吐、赤白泻痢。缩砂蓉①花实结于根下，敛缩密藏，故有归元之义。祛痰消食，醒酒止痛，安胎，能引诸药归宿丹田，故补肾药中地黄用以拌蒸，取下达，胜于桂、附热毒，肾虚

① 缩砂蓉（mì 密）：砂仁别名。

气不归元以此向导，大胜桂、附热药。开胃上品，和中要药，其所兼入之经皆本于调脾中之肾、肾中之脾，盖脾肾相因而诸脏又相因脾胃也。

香窜性燥，血虚火炎者忌。

白豆蔻

末。辛，大热。入肺、三焦、胃、脾。四分。后下。

行气暖胃，流行三焦而为肺家本药。

散滞气，消酒积，除寒燥湿，化食宽膨，治脾虚疟疾、呕吐寒热。理元气，收脱气。佐血药能通润大小肠，使其气得周流而血自浸润，即如阳过盛而大小肠不利，不得不用寒凉药者，佐此以掣行周身，则寒凉不滞于中而邪气自退，正气不损。白蔻入肺，而效温冷散滞之用，亦兼温胃；肉果之用，专切于大肠收令之用；草果大辛大热，专祛脾胃寒湿郁滞。

火升作呕，因热腹痛，气虚诸症咸忌。

芜 荑

辛、苦，温。入脾、胃。_补

消积杀虫。_补

燥湿化食，散满杀虫，心腹积冷，癥痛鳖瘕①，小儿惊疳冷痢，胃中有虫，食积作痛。

---

① 鳖瘕：病证名，八瘕之一。《诸病源候论·癥瘕病诸候》："鳖瘕者，谓腹中瘕结如鳖状是也。"

雷 丸

苦，寒。入胃、大肠。酒拌蒸，炮用。

专能消积杀虫。

竹之余气，得霹雳而生，故名。

鹤 虱

苦、辛，有小毒。钱。炒。

杀虫。

杀五脏虫，治蛔啮腹痛。

使君子

甘，温。入脾、胃。二、三钱。煨，七粒、十二粒。

杀虫消积。

治五疳便浊，治泻痢，为小儿诸病要药，因郭使君用此，故名。

无虫积勿入，忌饮热茶。

玖按：服使君子即饮热茶立作呃哕。

榧 子

甘涩而平。入肺。

润肺杀虫。

有虫积者，于上旬日，日食之，食至一斤虫乃绝。

导痰行水卷十

半　夏

辛，温。入脾、胃、大小肠。钱半、三钱。姜制，青盐制。

行气调中，除寒湿痰，发表开郁。

止呕，下逆气，发声音，止咽痛，治痰厥、头眩、痰疟、不眠、反胃吐食。

半夏有禁，血家、渴家、汗家、非脾湿者勿服。

陈胆星

苦、辛，温。入肝、肺、脾。钱、钱半。

燥热祛风痰。

治风痫风眩，专攻风痰积。

除虚燥痰大忌，生性更烈于胆星，非真中风者勿服。

玖按："性更烈于胆星"原文无"生"字，今特加"生"字。

竹　茹

甘，寒。入胃、肺。钱、钱半。

开胃土之郁，清肺金之燥，凉血。

治上焦烦热，衄血吐血，凉胎气，治胎动。入温胆汤宁神豁痰，亦清肝火。醋浸含之，治齿血不止。

胃寒呕吐及感寒挟食作吐者忌。

竹 沥

甘、苦，寒。入心。五钱、两。姜汁冲。

泻火滑痰润燥。

治中风口噤痰迷，痰在筋络、四肢、皮里膜外者，非此不达，宜于风热燥火而有痰者。

寒湿胃虚肠滑之人勿用。

白芥子

辛，温。入肺、脾、胃。钱半。炒，研，研后下。

利气豁痰。

痰在胁下及里皮膜外者非此不达。通行经络，发汗散寒，温中开胃，治喘嗽、反胃、痹木、脚气、筋骨腰节诸痛。

芥菜　动风气，有痔疮疾，便血者忌。

辛散太甚，耗人真气，昏目发疮便血者忌，阴虚火炎咳嗽生痰者忌。玖按：皆指芥子。

莱菔子

辛，温。入肺、胃。钱半。炒，研。

破气除痰消食。

生用主吐风痰，发疮疹；炒熟定喘嗽，消食除膨，利大小便，止气痛下痢后重。

虚弱者禁。

大 戟

苦，寒，有毒。分、钱半。去骨。

泻水行血。补

能泻脏腑水湿，利大小便，治十二水之腹满急痛，积聚癥瘕，得大枣则不损脾，故十枣汤用之。

误服损真气堕胎，以其又能行血发汗故也。

玖按：反甘草。

甘 遂

苦，寒，有毒。分至钱。面裹煨。

大泻水。补

能泻肾经及隧道水湿，直达水气所结之处，以决为用，下水之圣药，主十二种水，大腹肿满。

反甘草，虚者忌。

芫 花

苦，寒，有毒。八分至钱。醋炒。

行水。补

去水饮痰癖，疗五水在五脏，皮肤胀满，急痛引胸胁，咳嗽，瘅疟。

玖按：反甘草。

商 陆

白者良。苦，寒，有毒。分、钱。黑豆汤浸蒸用。

沉阴下行，与戟、遂同功。

治水肿胀满，又治喉痹不通，薄切醋炒涂喉中良，又能于①湿热之病，泻蛊毒。

大　腹

绒、皮。辛、苦，温。入脾、肺、大小肠。钱、钱半。洗净，煨。

下气行水。

治霍乱、痞胀、痰隔，泄肺和脾，宽胸利气。

椒　目

苦，平。五分。

行水。补

川椒子名椒目，专行水道不行谷道，治水蛊，除胀定喘及肾虚耳鸣。

葶苈子

辛、苦，大寒。入肺、膀胱、大肠。分至钱。

下气行水。

肺中水气，膹急②，非此不除，下膀胱伏留热气，除胸中痰饮，止喘定嗽。大黄泻阴分血闭，葶苈泻血分气闭。

性峻不可轻服。

---

① 于：疑为"愈"之误。
② 膹（fèn 份）急：喘急。《内经知要·卷下》："膹者，喘急上逆。"

汉、木**防己**

大辛、苦，寒。入肺、膀胱，行十二经。钱、钱半。

行水，泻下焦血分湿热。

为疗风水之要药，主治膀胱火邪，治风肿、水肿、湿疟、脚气。治水用汉防己，治风用木防己。

性阴而健，阴虚及湿热在上焦气分者忌。

白　前

辛、甘，微寒。入肺兼胃、大肠。钱、钱半。

泻肺下痰，长于降气，故治肺气壅实，胸膈逆满。

为治咳要药，喉中作水鸡声者服之立愈。《本经》首言胸胁逆气，夫胸中固肺所治，而胁则阴阳升降之道路也，若虚证之呼吸欲绝则非白前可治。

肺虚者忌。走散下气，性无补益，凡咳逆气上不由于邪客壅实者禁用。

玖按：《大观本草》及《纲目》皆作"胸胁"，前"胸膈"当误作。

导痰行水卷十

润燥泄闭卷十一

天 冬

甘、苦，大寒。入肺、肾。钱、钱半。去心皮，酒蒸。

降火清金，益水上源，消痰润燥，止血妄行。

治一切阴虚有火之证，保肺气，定喘嗽不被邪热扰。

性寒滑，脾虚泄泻非宜。

麦 冬

甘、苦，微寒。入肺、心、胃。二钱、钱半。去心，蜜炙，通脉不去心。

润肺清心，泻热除烦，生津止嗽。

复脉通心，安心气不足，治胃火上冲呕吐，疗血逆妄行，化痰行水，愈痿躄，治阳明疟。

虚寒泄泻者忌。

知 母

辛、苦，寒。入肺、胃、肾、膀胱。钱、钱半。盐水炒，酒炒上行。

泻火补水，润燥滑肠。

泻膀胱胃热，治烦热蓐劳①，退有汗之骨蒸，泻无根之肾火，止虚劳之热，滋化源之阴。知母下润肾燥而滋阴，上清肺金而泻火，乃二经气药。黄柏则是润_{陆注："润"合作"肾"。}经血分药。故二药必相须而行。

伤胃滑肠令人作泄。

贝 母

辛、苦，寒。入肺、心。钱半、三钱。研，勿研去心。

散结清火，润肺化燥痰。

泻心火，散肺郁，治咳逆上气，能散心中郁结之气，心中不快，用之有效。从阳和阴，由升得降，故方书兼治小水不得②及诸淋症，而又主下乳汁。贝母为手太阴肺药，半夏乃足太阴阳明脾胃药，二者不可相代，且宜贝母者往往忌半夏，至于脾胃之病更非贝母可除。此肺经气药，而能疗血症者，盖主血虽属心，更借肺阴下降入心而生之。

能入肺治燥，非脾家所喜。

杏 仁

甜、苦。甘，温，苦，平。入肺、大肠。三钱。去皮尖研。

泻肺解肌润燥，降气行痰泻肺，除风散寒。

---

① 蓐劳：病名，又名产后蓐。《经效产宝·卷下》："产后虚弱，喘乏，作寒热，状如疟，名曰蓐劳。"

② 小水不得：小便不利。小水，即小便。

又能消积定喘。索面①、豆粉近之则烂。治时行头痛，上焦风燥，咳逆上气。杏仁下喘治气，桃仁疗狂治血，俱治大便秘，分气血。

虚而咳嗽便闭②者忌。

栝楼仁

亦名瓜蒌仁。甘、苦，寒。入肺、大肠。三钱、钱半。

泻火润肺，滑肠止血，治热痰。

酒服止一切血。清上焦火，使痰气下降，为治嗽要药，又能荡涤胸中郁热垢腻。生津止渴，为消渴神剂。治结胸胸痹。王是斋《指迷方》③焙，研，酒调或米饮下，治小便不通，亦通大便，治热痢。

寒胃而滑肠，胃虚食少，脾虚泄泻者忌。

款冬花

辛，温。入肺。钱、钱半。包。蜜炙。

润肺化痰，止嗽要药

---

① 索面：面条的一种，制时悬挂坠拉，晾干而成，又称"坠面"。

② 闭：本书后之冯氏"校补记"谓当作"泄"，失考。按：《本草纲目·杏》引李杲曰："（杏仁、桃仁）俱治大便秘，当分气、血。昼则便难，行阳气也；夜则便难，行阴血也。故虚人便闭，不可过泄。脉浮者属气，用杏仁、陈皮；脉沉者属血，用桃仁、陈皮。"

③ 王是斋指迷方：王世斋，即王璆，南宋医家，著《是斋百一选方》，卷六载："治腹胀，小便不通，栝蒌不拘多少，焙干，碾为细末，每服三钱重，热酒调下，不能饮者，以米饮调下。"此处言《指迷方》，恐误。

治咳逆上气，肺痿肺痈，咳吐脓血。

咳非肺燥而为寒饮湿痰者不可服。

紫　菀

苦、辛，微温。入肺经、血分兼入胃。钱、钱半。蜜炙。

润肺化痰。

治寒热结气，咳逆上气，咳吐脓血，又利小便，人所不知。专治血痰，为血劳圣药，吐血保肺收为上剂。辛而不燥，润而不寒，补而不滞，安五脏，通结气。胸中血涩，痰中血脓。

阴虚肺热者不宜多用，辛散而性滑也。

马兜铃

苦、辛。入肺。补分、钱。

泻肺下气。

治肺热咳嗽，痰结喘促，血痔瘘疮，肺气上急，坐息不得，咳逆连连不止。清肺气，去肺中湿热，亦可吐蛊。

玖按：此味除"分""钱"二字皆补。

白石英

甘、辛，温。入肺、大肠。三钱。

润肺。补

利小便，实大肠，治肺痿吐脓、咳逆上气。湿可去枯，润以去燥。

枇杷叶

苦、甘、辛，平。入肺、胃。三钱。去毛、筋，净。

泻肺则下气降火清痰，和胃则宽中止呕。

蜜炙治肺病，姜炙治胃病，其功专治痰火。

虚寒呕吐，风寒咳嗽者忌。

前　胡

甘、辛、苦，寒。入肺、胃、肝、膀胱。钱、钱半。

解表下气，治风痰，散结。

柴、前俱是风药，柴升前降。肝胆经风非前不除，前胡下气之功先在散结。凡外淫之侵其正气者皆能致结，必借此散结之用，使邪去而后可以奏功。

无实热与外感者忌。

沙　参

苦、甘，微寒。入肝、脾、肺经。二、三钱。

补肺阴，清肺火。

治久嗽肺痿，肺寒用人参，肺热用沙参。金合于木以为降，故肺下媾于肝，补肺阴则肝气始得养也。凡药入肺金气分而兼血分者，即于肝有专功，不独沙参为然也。治慢惊卒疝，胸痹结热，散血结。沙参甘寒，其体清虚，专补肺气，因而益脾与肾，故金受火克者宜之；人参甘温，其体重实，专补脾胃元气，因而益肺与肾，故内伤元气者宜之。肺主气，而曰太阴者，阳中有阴也，阳不足则甘温补之，阴不足则甘寒补之。

寒在肺中作嗽者勿服。<small>玖按：肺有外邪而服沙参多成肺劳。</small>

桑白皮

甘、辛，寒。入肺、肝、肾。三钱。水炙。

泻肺火，行水。<small>原与下"利二便"连书，今提此为纲。</small>

利二便，散瘀血，下气止嗽，清痰。治肺热喘满，吐血热渴，水肿肤胀，小儿脾热流涎。<small>桑皮、地骨皮皆泻火从二便出。</small>

肺虚无火及风寒而嗽者勿服。

天花粉

酸、甘、苦，寒。入心、肺、胃。三钱、二钱。

泻热润燥软坚，除热生津。

滑痰解渴，行水通经，止便数。酸能生津，甘不伤胃，宜虚热人。治热狂时疾，胃热疸黄，口燥唇干。天花粉为消渴神药。

脾胃虚寒者忌。

<small>玖按：心胃气痛因蓄水者非此不可。</small>

元明粉

辛、咸、甘，寒。入胃、大肠。一钱。

泻热润燥软坚，破结消肿。

去胃中实热，荡肠中宿垢。泻痢不止用大黄、元明粉推荡之而泻痢反止，通因通用也。

火麻仁

甘，平。入胃、大肠。三钱、钱五。

润燥滑肠缓脾。

治阳明病，胃热汗多而便难。

松子仁

甘，温。

润肺温胃，散风除水。

治咳嗽，凡虚秘者同柏子仁、火麻仁溶蜡为丸，名三仁丸。松子一两、胡桃二两炼蜜为丸，治肺燥咳嗽。

郁李仁

辛、苦、甘，平。入脾、大肠经。钱五、三钱。去皮尖研。

泻气破血，润燥行水。

治水肿癃结，大肠气滞，关格不通。用酒能入胆治悸，目张不瞑。

津液不足者慎勿轻投。

杜苏子

辛，温。入大肠。钱五。

降气开郁，消痰利膈，温中宽肠。

苏叶和而散，苏梗和而通，苏子和而降，俱能和气。发散风气宜用叶，清利上下宜用子。休息痢、大小便频数，干研苏子末米饮调服。苏子下气之功胜于叶。

肠滑气虚者禁。

冬葵子

甘，寒，淡，滑。

滑肠利窍。_补

润燥利窍，通荣卫，行津液，利二便，消水肿，通关格，下乳，能滑胎。

蜀葵花　赤者治赤带，白者治白带。

冬瓜子

甘，寒。

补肝明目。

冬瓜　寒泻热，甘益脾，利二便，消水肿，止消渴。

性急而走，久病阴虚者忌。

除湿通淋卷十二

苍　术

苦，温，辛。一钱五、一钱。生，制。

补脾燥湿，升胃阳，总解诸郁。又为治风痹之上药。

卑监①之土宜白术以培之，敦阜②之土宜苍术以平之。能敛脾精以治淋浊，祛风寒湿，为治痿之要药。补中除湿力不及白，宽中发汗功过于白。

胃有实热燥结，多汗者忌用。

茯　苓

甘，平。入脾、肺、膀胱。三钱。带皮。

行水，宁心益脾，利窍除湿，消痰通淋。

治心下结痛，寒热烦满，口焦舌干，生津止渴。小便多而能止，大便结而能通。

小便不禁，虚寒精滑及阴亏而小便不利者忌。

粉猪苓

苦、甘、淡，平。入膀胱。三钱、钱五。

行水祛湿。

---

① 卑监：五运主岁中，土运不及之名。
② 敦阜：五运主岁中，土运太过之名。

升而能降，入肾、膀胱经。开腠利窍，泄滞发汗，治痃疟、泻痢，湿热消渴，肿胀淋浊，与茯神同，泄较甚。

能损肾昏目，耗亡津液。

赤 苓

甘，平。入心、小肠、气分。三钱。带皮。

通利湿热。

白者入肺、膀胱经、气分，赤者入心、小肠、气分。补心益脾白优于赤，通利小肠赤胜于白。

苓皮　专能行水，治水胀、肤胀。

泽 泻

甘、微咸，寒。入膀胱、肾。钱五。炒，囫囵敲。

利水，泻膀胱火，去湿热。

利小便，泻肾经之火邪，专于利湿行水，治消渴、痰饮、呕吐、尿血。一切湿热之病，湿热既除则清气上行，故又止头眩、聪明耳目。

泽泻善泻，古称补虚者误矣。病人无湿，肾虚精滑，目虚不明者切勿轻与。

山茵陈

苦、辛、甘，微寒。入膀胱、肾。钱。

专去湿热，治诸黄。

为黄疸君药，阳黄宜加栀子、黄芩，阴黄宜加附子、干姜。凡外感内伤湿热皆宜，惟内伤之寒湿合者不宜，此以小便黄赤及清白自利辨之。

赤小豆

甘、酸、咸，寒。入心、小肠。三钱。

行水散血，止渴解酒通乳。

消肿排脓，清热解毒，治泻痢、呕吐、脚气。性下行，又通小肠。

最渗津液，久服枯瘦。

瞿　麦

苦，寒。钱五。用穗或用壳。

降心火，利小肠，逐膀胱邪热，为治淋要药。

又能破血消肿，明目去翳，通经堕胎。性利善下，虚者慎之。

扁　蓄

苦，平。钱五。

利小便，治黄疸热淋。

蛔咬腹痛，蛊蚀下部。

海金沙

甘，寒，淡渗。入膀胱、小肠。三钱、钱五。

通淋泻热，治五淋茎痛。

治伤寒发狂。大热利小便，此釜底抽薪法也。

惟热在太阳血分者宜之。

车前子

甘，寒。入膀胱、肝、肾。三钱。炒，研。

利水，清肺肝风热。

渗膀胱湿热，明目通淋。

草　行水泻热凉血。

阳气下陷，肾气虚脱勿服。

淡竹叶

钱半。

玖按：《备要》云竹生一年者。功用同竹叶，见前。

细木通

苦、辛、淡、甘，平。入心、肺、膀胱、小肠。钱、七分。

行水，泻心、小肠火。

降心火，清肺热，化津液，上通心包，下通大小肠、膀胱，诸湿热皆导之从小便出，能入大肠①兼通大便，治大渴引饮、口燥舌干、喉痹咽痛、脾热好眠。

精滑气弱，内无湿热者忌。孕妇忌。

片通草

甘，寒。入肺、胃。五分、三钱。

轻通利水。补

---

① 肠：原讹作"便"，据《本草备要》"木通"条改。

入肺则引热下行而利小便，入胃则通气上达而下乳汁，通诸窍。

虚脱者禁之，孕妇忌，中寒者忌。

甘草稍

分至钱。

直达肾茎，淋浊症用之。

可止茎中之痛，他无所用。

地肤草

甘、苦，寒。入膀胱。^补

通利水。^补

小便不通为日已久，捣地肤草自然汁，服之自通。

附通小便方　大田螺一个，以盐半匙和壳生捣，置病者脐下一寸三分，用帛系之，少顷即通。

敛汗涩精卷十三

麻黄根

辛，温，微苦。

麻黄发汗驶不能御①，根节止汗捷如影响②。

其性能行周身肌表，引诸药至卫分而固腠理。诸虚之汗敛之固已，即风湿风温、胃热痰饮、中暑亡阳，以及柔痉汗多亦可加用，自汗、盗汗用此及蛤粉、粟米等分为末，袋盛扑之佳。

左牡蛎

咸，寒。入肝、肾、血分兼大小肠。四、五分。煅，盐水煅。

涩肠补水，软坚。

化痰消瘰疬结核，老血瘕疝。皆软坚之功。治遗精崩带，止嗽敛汗，固大小肠。此皆涩以收脱之功。又治虚劳烦热，湿疟赤痢。此皆寒以清热之功。为肝肾血分之药。

有寒者禁。

---

① 驶不能御：极速而不能阻止，喻麻黄发汗力强。驶，极速；御，阻止，制止。

② 捷如影响：感应迅捷。捷，迅捷；影响，影子和回声。

五味子

酸，温。入肺经、血分、肾经、气分。五、七分，十四粒、廿一粒。

补肺肾，涩精气。

收肺气耗散之金，补肾阴不足之水，大能联属心肾。生津止渴除热，敛汗止呕住泻，宁嗽定喘。五味俱备，酸咸为多。

风邪在表，痧疹初发，一切停饮实热皆禁。

乌 梅

酸、咸。入脾、肺、血分，兼入肝、大肠。五分至钱。去核。

涩肠敛肺，止血涌痰。

治久嗽泻痢，血痢尤良。除冷热痢、休息痢、瘴疟。能生津止渴，醒酒，杀虫。

病有当发表大忌酸收。

玖按：乌梅治久痢初起不宜服，又"瘴"字恐是"瘅"字。

诃 子

即诃黎勒。苦、酸，温，大涩。入肺、大肠。钱半。生，煨。

涩肠敛肺泄气。

化痰降火，收脱止泻，开音，泻痢脱肛，肠风带下。生用清金行气，煨熟温胃固肠，化痰甚妙。

诃子汤　用诃子四个，半生半炮；桔梗两，甘草二寸，俱半生半炙，共末。每服二钱。盖肺敛则音开，火降则渴止。古方有诃子清音汤，不过三服必愈。

嗽痢初起者勿服。虽酸涩却又泄气，气虚者亦忌，有湿热者尤禁。

罂粟壳

即御米壳。大酸、涩。入肺、肾、大肠。一钱。蜜炙。

涩肠敛肺固肾。

治久嗽泻痢，遗精脱肛，多溺，心腹筋骨诸痛。能入肾，故治骨病尤宜。

风寒作嗽及泻痢初起者忌用。

怀山药

甘，温。入脾、肺。钱半、三钱。炙黄。

补脾肺，涩精气。

补脾不足，清肺虚热，固肠胃，止泻痢；又能益肾强阴，治虚损劳伤；又益心气，治健忘、遗精。

小便不利者忌。

山茱萸

酸、涩，微温。入肝、肾。钱半。

补肝肾，涩精气，强阴助阳。

能通窍发汗，暖腰肾，缩小便，治肾虚耳鸣耳聋。温肝逐风，治风寒湿痹。

小便不利者忌。

益智仁

辛，大热。入脾、心、肾、命门。五分、一钱。煨，炒研。

燥脾胃，补心气命门之不足。

涩精固气，又能开发郁结，使气宣通。温中进食，摄唾涎，胃冷则涎涌。缩小便。同乌药、山药名缩泉丸。其气辛热，能开发郁结，使气宣通。火能生土，故古人进食药中多用此，使土中益火也。肾主五液而涎又为脾之所统，脾肾气虚，二脏失职，故气逆上浮，涎秽上溢，此味于开结滞之中即能敛摄脾肾之气，故可摄涎。

病属阳虚而不能摄阴乃为的对。若阴虚不能归阳，投此适以滋害。血燥有热，因热而崩带、遗浊者不可误入。

芡　实

甘，平。入脾、肾。三钱。涩精连壳用。

补脾涩精，固肾助气。

治梦遗滑精，带浊泄泻，小便不禁。

大小便不利者勿服，小儿不宜多食，甚难消化。

金樱子

酸、涩，平。入肾。钱半。

涩精固肠闭气。

治泄痢便数，性涩而不利于气。

经络隧道以通畅为和平，此性涩而不利气，用之宜审。

龙 骨

甘、涩，平。入肾、心、肝、大肠。钱许。煅。

涩精固肠，镇惊安魂。

能收敛浮越之正气，涩肠益肾，止汗定喘。治多梦纷纭，止吐衄崩带、滑精脱肛，皆涩以止脱之义。

覆盆子

甘、酸，温。入肝、肾、肺。钱半。

温补肝肾，涩固精气。

益肾脏而固精，补肝虚而明目，起阳痿，缩小便，治肺气虚寒。强肾无燥热之偏，固精无凝滞之害，金玉之品也。

性固涩，小便不利者忌用。

沙蒺藜

苦，温。入肾。三钱。

补肾固精，强阴明目。

治虚劳腰痛，赤白浊。_{二蒺藜同用。}

性能固精，命门火炽者勿服。

白蒺藜① 甘，温。补肾，治腰痛，泄精，虚损，劳乏。补录纲目。

桑螵蛸

甘、咸，平。入肾、命门、肝。钱许。盐水炒，炙。

补肾，益精气。

治虚损阴痿，梦遗白浊，血崩腰痛。通五淋，缩小便，能通故能缩。又治惊风。即螳螂之子，须桑枝上者；如无桑枝上者，以桑皮佐之。桑皮善行水，能引达肾经。

海螵蛸

即乌贼骨。咸，温，涩。入肝、肾、血分。钱、钱半。炙。

通血脉，祛寒湿。

治血枯（内经衣），陆注："衣"字得无有误。止肠风崩漏，涩久虚泄痢。环脐阴蚀肿痛，目翳泪出，聤耳出脓。为末，加麝掺之。

淮小麦

咸，寒。入心、小肠。三钱。后下。

补心。

---

① 白蒺藜：本条据本书后"校补记"，应是冯氏所补。《本草纲目》考证认为，一种白蒺藜实为沙苑蒺藜，具有补肾作用，与本书卷十九之蒺藜不同。冯氏因此据《本草纲目》补。此条"白蒺藜"与前条"沙蒺藜"实为一物，今名"沙苑子"。

养心除烦，利溲止。新者性热，陈者和中。

浮小麦

咸，凉。入心，三钱。

敛汗，止盗汗、虚汗。

治虚劳骨蒸。

面　甘，温。麦之凉全在皮，所以去皮即热。

脾胃有湿热者勿服。

截疟止痢卷十四

常 山

辛、苦，寒，有毒。钱许。酒浸，炒。

能引吐行水，祛老痰积聚，截疟。

专治诸疟疾。

蜀漆 即常山茎叶，功用皆同。

常山、蜀漆劫痰①截疟须在发散表邪及提出阳分之后用之。近世有甜茶者，即常山苗。偕槟榔与乌梅用之，截疟大效。

性悍暴，能损真气，弱者慎用。

草 果

仁。辛，热。入胃。五分。煨，后下。

除寒痰，截疟。

除寒疟，消食化积。草果治太阳独胜之寒，知母治阳明独胜之火，盖治疟与知母同用，取其一阴一阳无偏胜之害，并化疟积。佐常山能截疟。

气不实，邪不盛者忌。

肉 果

辛，温。入脾、胃、大肠。三、五分。煨去油。

---

① 劫痰：原本讹作"劫疟"，据《本草纲目》"常山蜀漆"条改。

温中涩肠，暖脾胃。

治积冷心腹胀痛，逐痰消食，中恶吐沫；又能涩大肠，止虚泻冷痢。凡痢病于温热而气虚者，于苦寒黄连药中用此味及木香佐之，乃能奋效①。此岂徒以温味泻寒哉，盖为能充其肺之用，以火始而以金终，其性味固有合也。

病人有火及泻痢初起者皆禁。

赤石脂

甘，温，酸，涩。入大小肠。三、四钱。水飞。

体重性涩，固大小肠。

能收湿止血而固下，生肌收疮口。大小肠、下后虚脱，非涩剂无以固之。其他涩药轻浮不能达下，惟此体重而涩，直入下焦阴分，故为久痢泄澼要药。催生下胞。盖以其能去恶血，恶血化则胞胎无阻。东垣云：胞胎不出，涩剂可以下之。

禹余粮

甘，平，性涩。入大肠、胃、血分。三钱。

重涩固下。

胃、大肠、血分重剂。治咳逆下利，血闭癥瘕，血崩。性专固下，又能催生。李知先②云，下焦有病人难会，须用余粮赤石脂。

---

① 奋效：充分发挥疗效。

② 李知先：原书诸本均讹作"李先知"，据《本草纲目》改。李知先，南宋医家，对《伤寒论》颇有研究，尝以歌括形式论述《南阳活人书》，著《南阳活人书括》。

樗根皮

即臭椿皮。苦，寒，大涩。入肺、胃、血分。钱半。醋炙。

涩肠燥湿断下。

治湿热为病，泄泻久痢，崩带肠风，梦遗便数，有断下之功，以其苦燥湿，寒胜热，能入血分而涩血也。

椿根白皮 即香椿皮，香者为椿，臭者为樗。 主治与椿皮相仿，力稍逊之。

积滞未尽勿遽①用，虚寒者亦禁。

石 莲

苦，寒。入心、肾、小肠。三钱。

清心除烦，开胃进食，去湿热。

专治噤口痢、淋浊诸症。莲之黑而沉水者为石莲。

无湿热而虚寒者勿服。

鸡肫皮

即鸡内金。甘，平，性涩。入脾、小肠、膀胱。钱半、三钱。炙。

消食。 补

能消水谷，除烦热，治泻痢便数、遗溺溺血、崩带肠风、膈消反胃。

---

① 遽（jù据）：急。

软坚开痞卷十五

海浮石

咸，寒。入肺。三钱。

软坚，消老痰结核，清肺上源。

止渴，止嗽，通淋。除上焦痰涩，消瘰疬、结核、瘿瘤。

多服损人气血，慎之。

海蛤壳

粉。咸，寒。五钱、七钱至一两。

止嗽敛汗，化痰软坚。

海蛤、文蛤与牡蛎同功，大抵海物咸寒，故止嗽化痰功用略同。李防御治徽宗妃痰嗽不眠，闻市上卖嗽药，一文一帖，吃了今夜好睡，即此蛤壳研粉，少加青黛也。

海　藻

苦、咸，寒。钱半。

泄热软坚，消瘿瘤结核。

消癥瘕阴痰之坚聚。

海带　下水消瘿，功同海藻。

昆布　钱半。功同海藻而少滑。性更雄于海藻，多服令人痰 陆注，此"痰"恐是"瘦"字之误。削。

海藻、昆布专治阴痜。腹痛曰疝，丸痛曰痜①，故曰痜疝。

玖按："专治阴痜"之"痜"字应是"痜"字，方与下文合，前"消瘿痕阴痜"之"痜"字亦"痜"字。

柿 蒂

甘，平，性涩。三、五只。

止呃逆。

古方单用取其苦温降气，《济生》加丁香、生姜，取其开郁散痰，亦从治之法。《产宝》云，产后呃逆烦乱，柿饼一个煮汁热饮。

代赭石

苦，寒。入肝、心包、血分。三钱。煅，水飞。

镇虚热，除血热。

治吐血崩带，胎动产难，噎嗝。仲景治伤寒汗、吐、下后心中痞硬噫气，用代赭旋覆汤，取其重以镇虚逆，赤以养阴②血也。若未经汗、吐、下，而用代赭则误。

青礞石

甘、咸，有毒。入肝。三钱。

体重坠痰。

---

① 痜（tuí颓）：阴部疼痛。睾丸肿痛，溃破流脓血者，为痜疝。
② 阴：原讹作"除"，且此句后有小字"陆注'除血'不可解，恐是'阴'字"。今据《本草备要》"代赭石"条改，且相应删去其后小字陆注。

色青入肝，制以硝石，能平肝下气，为治惊利痰之圣药。

气弱血虚者大忌。

荆三棱

苦，平。入肝经、血分。钱许。醋炒，泡。

破血行气消瘀。

入肝经血分，破血中之气，散一切血痰气结，老块坚硬。

功近香附而力峻，虚者慎之。

蓬莪术

辛、苦而温。入肝经、血分。钱许。

行气破血消瘀。

入肝经血分，破气中之血，消瘀通经，主一切气。治心腹诸痛，冷气吐酸，奔豚痃癖。

虚人忌之。

穿山甲

一名鲮鲤。咸，寒。入肝、胃。一、二钱。炙酥，炙炒。

通经络，达病所。何处病即用何处之甲。

专能行散，为风疟疮科之要药，治风湿冷痹，其性善窜。

性猛，用宜斟酌。痈疽已溃，痘疮挟虚大忌。

涤热退蒸卷十六

银柴胡

苦，平，微寒。分。

专治虚劳肌热。

功用与柴胡略同，专治劳热、骨蒸劳疟、胎前产后诸热、小儿五疳羸热。产银州者根长尺余，微白。

阴虚火痰气升者禁用。

地骨皮

甘、淡，寒。入肾、肝、肺。钱半、二钱。

泄热凉血。

降肺中伏火，除肝肾虚热，治五内烦热、吐血尿血。捣鲜汁服。止虚汗、消渴、咳嗽。上除头风痛，肝有热则自生风，与外感之风不同。中平胸胁痛，清心、肺之热。下利大小肠，退有汗之骨蒸。朱二允曰，能退内潮人所知也，能退外潮人实不知。风寒散而未尽，做潮往来，非柴葛所能治。用此走表又走里之药，青蒿佐之，消其浮游之邪，未有不愈，远胜芩、连、知、柏。

中寒者勿服。

左秦艽

苦、辛。入肠、胃、肝、胆。钱半。

去风湿，为治痹要药。

去肠胃之热，疏肝胆之气，活血荣①筋，搜伏火，退骨蒸，理肢节痛，能去下牙痛。为风药中润剂，散药中补剂。秦艽罗纹错综如织②，<small>陆注殆③是如织。</small>象形以治经络之病者也。天道左旋而人生气应之，邪逆则反从地道右旋，故用此左旋者以治之。以人身之阳自左而升，升者谓天，升已而降，降者为地，阴降而阳随之。

下部虚寒滑泄，泻者勿用。

青　蒿

梗。苦，寒。入肝、胆。钱半、三钱。

泻热理劳，清暑。

得春木少阳之令最早，故入少阳厥阴血分，能除阴分及骨髓实热，治劳瘦骨蒸、蓐劳虚热、久疟久痢、虚烦盗汗，<small>热留在筋骨间。</small>又治温疟但热不寒，明目，清暑辟秽。

凡苦寒药俱伤胃性，青蒿芬芳袭脾不犯冲和之气，宜于血虚有热之人。

寒而泄泻者当避。

鳖　甲

咸，寒。入肝、血分。四、五钱。生，炙，洗刮。

---

①　荣：原讹作"劳"，且后有小字"陆注，'劳'想是'荣'字之误"。今据《本草备要》"秦艽"条改，且删去其后小字陆注。

②　如织：原"织"字模糊，故后有陆注"殆是如织"。今据《本草述钩元》定。

③　殆：大概。

补阴退热。

治劳瘦骨蒸，往来寒热，温疟疟母，为治疟要药；^阴
^{虚。}又治腰痛胁坚，血瘕痔核。

透疹化斑卷十七

升 麻

苦、甘，平。入脾、胃、大肠、肺。三、五分。醋
炙，水炙。

升阳解毒。

为手足太阴、阳明引经药，升阳气于至阴之下，去至
高之上及皮肤之风邪。升散火郁，表散风邪，引甘温之药
上行以补卫气之散而实其表。补脾胃药非此引用不效。为小儿
痘疮斑疹之圣药。未见点时可用，若见点后必不可用。又治久泄
脱肛，崩中带下。能缓带脉之缩急。治阳明头痛，又解百药
毒。升麻直入阳明、太阴之元，引清气上行，即并藏府之
气俱随胃气而上奉之矣，故专治阳陷之泻痢后重及崩带诸
疝。宜用升麻时竟须用升麻，不可因其同一"麻"字而
遂。陆注，此论惜未完。

阴虚火升者忌用。

玖按："而遂"下当系"不用"二字，"同一'麻'字"似指麻
黄也。

元 参

苦、咸，微寒。入肺、肾。钱半、三钱。焙。

补水，泻无根之火。

色黑入肾，泻无根浮游之火，治心下懊忱，烦闷不得眠，益精明目，利咽喉；又治伤寒阳毒发斑，风药中多用之。景岳云，本草言其入肾，而不知其尤入肺脏，主治补肾气，除阴中气分游火。清三焦气，散游风，治上焦空中氤氲之气、无根之火为圣药，又补肾中氤氲之气，降阴火奔腾。

脾虚泄泻者忌。

青 黛

咸，寒。入肝。五分。水飞。

泻肝，散郁火。

解中下二焦蓄蕴风热，治伤寒发斑、血痢咯血。<small>合杏仁研，置柿饼中煨食，名圣饼子，专治咯血。</small>专治小儿疳蚀羸瘦，解诸热惊痫，能杀疳虫。真者从波斯国来，今不可得，可用干靛青代之。

性凉，中寒者忌。即阴虚而有热者亦不可用。

牛蒡子

一名恶实，又名鼠黏子。辛、苦，寒。入肾兼胃，通行十二经。三钱。炒研。

泻热散结，利二便，消斑疹。

清咽喉，宣肺气，利腰膝凝滞之气，散诸肿疮疡之毒，理痰嗽，治痘症。又散风热，得荆芥穗治咽喉不利，得薄荷治风热瘾疹。

性冷而滑，虚寒泄泻者切勿妄投。

射　干

苦，寒，有毒。入心、脾、肺、肝、大肠。分、钱。

泻火散血消痰。

治喉痹咽痛之要药，火降则血散，肿消而痰结自解。通经闭，利大肠。

惟实火者宜之，虚则大戒。

马　勃

辛，平。入肺。五、七分。

轻解肺热，散血。

清肺，散血热，止嗽，治喉痹咽痛。_{吹喉中良。}外用敷诸疮良。

紫草茸

甘、咸，气寒。入心包、肝、血分。钱半。

泻血热，滑肠。

专治痘疮血热毒盛，二便闭涩者，以其能凉血，活血，利九窍而通二便也；又治心腹邪热。血热则毒闭，得紫草凉之则血行而毒出。《活幼心书》云：紫草性寒，小儿脾实者可用，脾虚者能作泻。古方惟用茸，取其初得阳气，以类触类用发痘疮。今人不达此理，一概用之，误矣。

便滑者勿用。

山豆根

苦，寒。入心、肺、大肠。一钱。

泻心火以保肺金。

去肺、大肠之风热，治喉痛喉风、龈肿齿痛，解诸药毒。种皆泻热解毒之效。

大苦大寒，脾胃所恶，食少而泻者大忌。

蝉　蜕

甘，寒。钱半，五、七分。

轻散风热。

蝉乃土木余气所化，饮风露而不食。其气清虚，故除风热；其体轻浮，故发痘疹；其性善退，故退目翳；其蜕为壳，故治皮肤瘾疹；其声清亮，故治中风失音。

西河柳

即赤柽柳。甘，咸，平。三钱。

发疹痧，解诸毒。

治疹痧不出，利小便，疗诸风。

安神定志卷十八

茯　神

抱木。甘，平。入心。三钱。辰砂拌，人乳拌。

行水宁心，益智养神。

主治与茯苓同，而入心之用居多，故安魂养神，疗心虚惊悸、心掣①健忘。即茯苓之抱根生者，以其抱心，故入心之用多。

远　志

苦、辛，温。入心、肾。五分、一钱。炒炭。

散郁，通心肾。

能通肾气上行于心，开心益智，专治善忘、惊悸不寐、梦泄，为心肾不交要药，并善豁痰。

远志无补性，肾虚无滞者忌，虚而挟滞者同养血补气药用，资其宣导。

玖按：曾以之治中风不语颇效，盖豁痰之功也。

酸枣仁

甘、酸而润，生平，熟温。入肝、胆、脾。三钱。生，炒。

---

① 心掣：犹言心悸怔忡。掣，牵引之意。

补肝胆，**敛汗宁心，醒脾。**

除烦止渴，<small>敛阴生津。</small>疗胆虚不眠。生用专补肝胆，炒熟醒酒，助阴气，坚筋骨。

肝、胆二经有实邪热者勿用。

柏子仁

霜。辛、甘，平。入心、脾、肾、肝、气分。钱半，三钱。炒，研。

补心脾，滋肝肾。

气香能透心脾，性润能滋肝肾，益智宁神，聪耳明目，养血止汗。凡补脾药多燥，惟此独润，助脾用之最妙。

多油而滑，多痰及作泻者禁。

紫石英

甘、辛，温。入心，肝。三钱。煅，敲。

镇心养肝。

重以去怯，润以去枯，治肝血不足，心神不安。女子血海虚寒不孕者宜之，女子係胞<small>玖按："係"恐是"系"。</small>于肾及心包络，虚则风寒乘之，故不孕。紫石英辛温走二经，散风寒，镇下焦，为暖子宫之要药。

石菖蒲

辛、苦，温。入心，脾，胃。七分，一钱。九节。

通窍。

芳香而散，开心孔，利九窍，去湿除风，开胃宽中，疗噤口毒痢。以其能逐痰消积，开胃宽中也。

香燥而散，阴血不足，精滑汗多者忌。

龙 齿

咸，寒，涩，平。入心。三钱。煅。

镇心安魂。

治惊痫颠疾，小儿五惊十二痫。魂飞不定者治之以龙齿。

朱 砂

甘，凉。入心、肝。分。水飞。

镇心定惊，泻心热。

体阳性阴，色赤属火，泻心经邪热，清肝辟邪，又能祛风明目，止渴解毒，定癫狂。生用无毒，火煅杀人。

濂珠粉

甘、咸，寒。入心、肝。三、五分。研之不细，伤人脏腑。

镇心安魂，坠痰泄热。

感月而胎，水精所孕，水能制火。入心、肝二经，镇心安魂，坠痰定惊。大抵宝物多能镇心安魂，如金箔、真珠①、琥珀之类。龙齿安魂，亦假其神气也。

病不由火热者忌之。

---

① 真珠：即珍珠。

琥　珀

甘、淡，平。入心、肝、肺。分、钱。

行水宁心，安神散瘀。

其味甘淡，上行能使肺气下降而通膀胱，故能治五淋，利小便，燥脾土，行水；其色赤，故入心肝血分，消瘀生肌，能通塞，定魂魄，疗癫邪，破癥瘕。从镇坠药则安心神，从渗利药则利窍行水，从辛温药则破血生肌。松脂入土，年久结成，以摩热拾芥①者真。市人多煮鸡子黄及青鱼枕伪之，摩呵亦能拾芥，宜辨。

阴虚内热、火炎水亏者及血少而小便不利者皆忌。

牛　黄

甘，凉。入心、肝、胆。分、厘。

清心解热，利痰凉惊。

通窍辟邪，治中风入脏，惊痫口噤。即中风不语之症。牛黄结于心、肝、胆之间，故还以治心、肝、胆之病。牛食百草，其精华凝结成黄，犹仙之有内丹。或云牛病乃生黄者，非也。骆驼黄极易得，最能乱真，但摩指上黄透指甲者为真。

---

① 拾芥：吸引小草。芥：小草。

熄风蠲痛卷十九

威灵仙

辛、咸，温。属木。通行十二经。钱许。

行气祛风。

其性善走，能宣疏五脏，治湿热流于肢节，肿痛顽痹，手足不遂，风湿痰气。又治中风痛风，消癥瘕积聚，一切冷痛。推腹中新旧之滞，消胸中痰唾之痞。性极快利，积疴不痊者服之有捷效。

大走真气，耗人血，不得已而用之。

姜 黄

甘、辛，温。入脾、肝。七分、一钱。

破血行气。

治风寒湿痹，能横行手臂，除风消肿，性更烈于郁金。治血积气胀，产后败血攻心。能治背部重坠而痛，以人身阳受气于胸中，背为胸中之府，姜黄能达上焦之阳，故能治之，勿徒混于治血也。

血虚者大忌。

天 麻

辛，温。入肝经、气分。五、七分。煨。

专祛风。

诸风眩掉，头旋眼黑，风虚内作，非天麻不可。通血脉，疏痰气，小儿惊痫；兼治善惊失智，语多恍惚。天麻专治虚风。虚风者，内风也。风虚之病有因肝木郁而不达，自失生发之气而致者；有因脾胃为病，使土败木侮而成者。此味能畅风化，镇风变，故投之阳虚固为的治①，即投之阳实亦得尽其变②，惟攻补殊剂，必借他药为佐使耳。

血液衰少及非真中风者忌用。

白、刺**蒺藜**③

辛、苦，温。入肺、脾。三钱。去刺炒。

疏肝风，泻肺气，胜湿破血。

催生堕胎，通乳闭，消癥瘕。泻气破血之品，不可误作补润，与沙苑蒺藜大异。

莵丝草

苦、辛，生寒，熟温。入肝、肾。钱半。

专理风湿。

治肝肾风气，四肢麻痹，筋骨冷痛，腰膝无力，风湿疮疡。

由脾肾两虚，阴血不足，不由风湿而得者忌服。

---

① 的治：准确的治法。
② 变：变通。
③ 白刺蒺藜：白蒺藜、刺蒺藜，同物异名尔。今名"蒺藜"。

粉萆薢

甘、苦，平。入脾、胃、膀胱、肾。钱半、三钱。

祛风寒湿痹。

治腰痛久冷、关节老血、阴痿失溺、茎痛遗浊，凡属阳明湿热流入下焦，皆能去浊分清。

阴虚火炽，溺有余沥及无湿而肾虚腰痛者皆禁。

僵　蚕

咸、辛，平。入肝、肺、肾。一钱、三钱。制。

去风化痰散结。

僵而不腐，得清化之气，故能治风化痰，散结行经，治中风失音、喉痹咽痛。其气、味俱薄，轻浮而升，又治血病崩中滞下，风热乘肝。治皆风热为病。

证由血虚而无风寒客邪者勿用。

细桑枝

甘、辛，寒。入大肠。三、五钱。酒炒。

祛风行水，通关节，养津液。

治风寒湿痹，水气脚气，痹在手足者尤效，以其能入四肢也。

钩藤钩

甘，微寒。入心、肝。三钱。后下。

除风热，定惊。

除心热，平肝风，发斑疹，治头旋目眩、小儿惊啼瘈疬。主肝风相火之病，祛肝风而不燥，庶几中和[1]。

无火者勿服。

胡　麻

甘，平。入肝、肾。三钱。

补肝肾，润五脏，滑肠。

填精髓，坚筋骨，利大小肠，凉血解毒。治风先治血，血活风自灭，胡麻入肝益血，故风药中不缺。

精气不固勿服。

地　龙

即白颈蚯蚓。咸，寒。入下焦。一条。焙，炙。

清热利水，治温病大热狂言。

性善下行，治大腹黄疸，肾气脚气。苏颂曰：脚气必须用之为使。

蚯蚓泥即蚯蚓屎。甘，寒。

泻热解毒，治赤白久痢。敷小儿阴囊热肿，腮肿丹毒。

乳　香

苦、辛，温。入心，通行十二经。钱。

活血调气，去风舒筋。

辛香善窜，治心腹诸痛、口噤耳聋，托里护心，亦治

---

①　庶几中和：指钩藤钩性味大致平和。庶几，近于；中和，中正平和。

癫狂，止泄痢。

疮疽已溃勿服。

没 药

苦，平。入十二经。钱。

散瘀定痛。

散结气，通滞血，生肌消肿，推陈致新，能生好血，为止痛要药。

诸痛不由血瘀，及产后虚痛、痈疽已溃皆禁。

血 竭

即麒麟竭。甘、咸，平，有小毒。入心、肝、血分。钱。

和血敛疮。

色赤入血分，散瘀生新，专治血痛，治金疮折跌、疮口不合，止痛生肌，善收疮口。乳香、没药兼入气分，此乃单入血分。

性急不可多用，无瘀积者忌之。

健骨强筋卷二十

虎 骨

辛，温。入肝。三、五钱。敲，酥炙。以头骨、胫骨良。

祛风健骨，定痛。

属金而制木，治风痹拘挛、惊悸癫痫。

杜 仲

甘，温，微辛。入肝、肾。二、三钱。盐水炒，姜汁炒。

补腰膝及肝肾。

润肝燥，补肝虚，子令母实，故兼补肾。肝充则筋健，肾充则骨强，治腰膝酸痛、胎漏胎堕。

肾虽虚而火燥者勿服。

川续断

苦、辛，微温。入肝、肾。三钱。

补肝肾，理筋骨，通血脉。

主劳伤，暖子宫，缩小便，止遗泄，破瘀血。治腰痛、胎漏崩带、肠风血痢。又主金疮折跌，止痛生肌。补而不滞，行而不泄，为女科、外科上剂。

怀牛膝

苦、酸，平；蒸熟甘、酸，温。入肝、肾。钱半、二钱。酒蒸，炒炭。

下行补肝肾，散恶血。

能引诸药下行，熟用治腰膝骨痛、筋挛足痿、阴痿久疟。_{皆补肝肾之功。}生用散恶血，破癥结，治心腹诸痛、淋痛尿血、茎中痛，为治淋要药，血淋尤宜。又能引火下行，除喉痹齿痛。主治皆在下部，火不下降者用以为导甚妙。

梦遗滑精，血崩不止，气虚下陷因而腿膝肿痛者大忌。

金毛狗脊

苦、甘，温。入肾、肝。三钱。去毛。

平补肝肾，除风寒湿痹。

滋肾益肝则骨健而筋强，治失溺不节，除风虚，强机关①。狗脊之用在《本经》"关机缓急"一语尽之，故其主治专在风虚。

肾虚有热，小便短赤，口苦舌干皆忌。

薏苡仁

甘、淡，微寒。入脾、肺、胃。三钱。

---

① 机关：指人体之骨关节。

补脾肺，行水。

甘益胃，土胜水，淡渗湿泄水所以益土，故健脾，治水肿湿痹、脚气疝气、泄痢热淋。益土所以生金，故补肺清热，治肺痿肺痈、咳吐脓血。扶土所以抑木，故治风热筋急拘挛。

大便燥结，因寒筋急者忌。

木　瓜

陈。酸、涩而温。入肝、肺、脾、胃。一钱、钱半。磨冲。

和脾舒筋，敛肺伐肝。

理脾胃，化食，止渴，为霍乱转筋之主药，_{能于土中泄木}。治湿热泻痢。

酸涩之品，病癃者忌。

五加皮

苦、辛，温。入肝、肾。钱半。

祛风湿，壮筋骨。

辛顺气而化痰，苦坚骨而益精，温祛风而胜湿，逐皮肤之瘀血，疗筋骨之拘挛，治虚羸五缓、_{五脏经脉缓纵}。阴痿囊湿、小儿脚弱，浸酒能治风寒湿痹。

下部无风寒湿邪而有火，及肝肾虚而有火者均忌。

桑寄生

甘、苦。入肝、肾。二、三钱。

补筋骨，散风湿。

苦坚肾，助筋骨而固齿长发；甘益血，止崩漏而下乳安胎。专散风湿，散疮疡。他树亦多寄生，不堪入药。

丝瓜络

甘，冷。钱半、三钱。

通经脉，凉血解毒，除风化痰。

治肠风、崩、疝、痔、痈疽，滑肠，下乳。

气血并补卷二十一

黄芪

生，炙。甘，温。入肺、脾。钱半、三钱。欲其稍降盐水炒。

大补元气，固表，泻火，生血。

生用固表，无汗能发，有汗能止，泻阴火，解肌热。炙用补中，益元气，生血，定诸痛，排脓内托，疮痈圣药，痘症不起。黄芪大补，阳虚自汗，若表虚有邪，发汗不出者，服之自汗。人参惟补元气调中，黄芪兼补卫气实表。参、芪同用须分主辅，凡内伤脾胃，发热恶寒，胀满痞塞，参为君，芪为臣；若表虚而自汗、盗汗渐至亡阳及一切阴毒不起之病，须实卫护营者，芪为君，参为臣。其治盗汗、自汗，是皮表之药；治咯血，益脾胃，是中州之药；治伤寒尺脉不至，补肾脏元气，是里药。乃上中下、内外、三焦之药也。

按：黄芪极滞胃口，胸胃不宽者勿用。实表，有表邪及表实者勿用。助气，气实者禁。多怒则肝气不和，亦禁。阴虚者宜少用，恐升气于表而里愈虚尔。

肉桂

辛、甘，大热，有小毒。入肝、肾、血分。三、五分。刮去粗皮，后入，三、四沸；饭丸、蜜丸，研冲。

大燥，补命门火，平补肝木，通血脉，引火归元，益阳消阴。

入肝、肾、血分，气厚纯阳，治虚寒恶食、湿盛泄泻、下焦腹痛。又能抑肝风而扶脾土，能发汗，去营卫风寒，宣导百药，引无根之火降而归元。从治咳逆结气、格阳喉痹、上盛下寒等症。以热攻热，名曰从治。

桂心 入心脾血分，能引血化汗。大燥补阳，活血补虚寒，宣气血，利关节，治风痹癥瘕、噎膈腹满、心腹诸痛。入桂心二、三分于补阴药中，能行血药凝滞而补肾。

桂性偏阳，阴虚之人，一切血证，不可勿投。

人 参

甘、苦，微温。入肺。一、二钱。另煎，冲。

大补肺中元气，生阴血，亦泻虚火。

治虚劳内伤、发热自汗、虚咳喘促、伤寒瘟疫、痎疟、泻痢、淋沥、胀满。破坚积，消痰水，安精神，定惊悸，除烦渴。亦治因虚失血，症至垂危，须多用、独用。

甘 草

生，炙。甘，平，通行十二经。三、五分。

生用气平，补脾胃，解毒，泻心火；炙用温补三焦元气而散表寒。

入和剂则补益，入汗剂则解肌，入凉剂则泻邪热，入峻剂则缓正气，入润剂则养阴①血，协和诸药使之不争。除邪热，去咽痛及诸火热，止痛除满。生用为泻，能行诸药至于满所，又能下气。甘草甘温，能除大热，凡阳虚之热宜甘温，阴虚之火宜甘寒。又善解②诸急，能舒阳以裕阴，斯由治诸经急痛。凡心火乘脾，腹中急痛，腹皮急缩者宜倍用之。甘草有补有泻，能表能里，能升能降，可上可下，故有"国老"之称。

实满者忌之。

---

① 阴：原讹作"除"，后有小字"陆注：当是'阴血'"。今据《本草备要》"甘草"条改正，并删去其后小字陆注。

② 解：原讹作"能"，后有小字"陆注：'善'下恐非'能'字，'善'即解也，当是纾解之意"。今据《本草述钩元》"甘草"条改正，并删除其后小字陆注。

阴阳两调卷二十二

大生地

苦、甘，寒。入心、肾、心包、肝、小肠。三、五钱。

养阴凉血。

性阴而降，治血虚发热、常觉饥馁、五心烦热、痿痹、惊悸、倦怠嗜卧、胸膈痞闷、吐衄尿血、血运崩中。调经安胎，利大小便，又能交心肾而益肝胆，治心火血热，泻脾土湿热，治臭中衄热，陆注："臭"字误。玖按：是"鼻"字。除五心烦热。

性寒而润，脾虚泄泻，胃虚食少者忌。

大熟地

甘，温。入脾、肝、肾。三钱至一、二两。研砂仁末拌打。玖按：原落"砂"字，今添。

平补肝肾，养血滋阴。

补益真阴，滋肾水，封填骨髓；补脾阴，止久泻。治气短喘促，阴亏痰嗽，一切肝肾阴亏，虚损百病，为壮水之主药。

性极滞，痰多气郁之人窒碍胸膈，用宜斟酌。

玖按：熟地治喘促须施于阴虚火炎者，有外邪大忌。

龟 版

胶。咸，寒。入心、肾、肺。三、五钱。炙，酥炙。

补肾滋阴，补心益智。

其性至阴，属金与水，治阴血不足、劳热骨蒸、腰脚酸痛、久泄久痢、久嗽、痃疟、疟母、癥瘕崩漏一切阴虚血弱之症。

胶　补阴之力更甚。

虽肾虚而无热者勿用。

鹿　角

胶，霜。甘、咸，温。入肾。二、三钱。

补阳。_补

生用行血，散热消肿。

胶、霜　益肾，生精血；强骨，壮腰膝。

上焦有痰热，胃家有火，吐血属阴虚火旺者忌之。

鹿　茸

甘，温，纯阳。入肾。钱至三钱。酥炙。

大补阳，添精血。

生精补髓，健骨强筋，养血助阳，治腰肾虚冷、四肢酸①痛、崩带遗精、一切虚损劳伤。惟脉沉细，火衰者宜之。

蛤　蚧

尾。咸，平。入肾、肺。一对，研末冲，酒浸，焙，

---

① 酸：原讹作"痰"，后有小字"陆注：当是'酸'"。今据《本草备要》"鹿茸"条改，并删去小字陆注。

酥炙。

补肺益肾，定喘止嗽，助阳。

治渴通淋。肺痿咯血，气虚血竭者宜之，以其能补肺而益水之上源也，其益精助阳，则亦为纳气归肾之功。口食少许，奔走不喘者真。

咳嗽由风寒外邪者勿用。

巴戟天

辛、甘，温。入肾、血分。一、二钱。酒浸，焙。

补肾，祛风湿，强阴益精。

治五劳七伤，风气脚气水肿。巴戟能达元气之用于上，又能达元气之用于下，故能使金木交媾。

阴虚而相火炽者忌。

锁　阳

甘，温。入肾、大肠。钱半、三钱。酥炙。

补阴益精兴阳，润燥滑肠。

强筋，治痿弱。滑大便，便燥啖之，可代苁蓉，煮粥弥佳。

泄泻及精不固者忌之。

苁　蓉

甘、酸、咸，温。入肾、血分。钱半、三钱。酥炙，酒浸，去筋膜。

补肾命相火，滑肠。

滋润五脏，益髓强筋，治五劳七伤，峻补精血。补而不峻故有苁蓉之号。脑为髓海，髓生于肾而极于脑者，从阴中之阳还于至阳之地也。用益肾阳，世盖与骨脂例视之，讵①骨脂由归阳以化精髓，从阳化阴也；苁蓉则由精血之益以归阳，从阴生阳也，从阴生阳洵②当补而不峻矣。

骤用恐妨心，滑大便。功用与锁阳相仿，禁忌亦同。

补骨脂

即破故纸。辛、苦，大温。入心包、命门。三钱。盐水炒。

燥补命门。

暖丹田，壮元阳，缩小便，为壮火益木之要药，治虚喘嗽、以其能纳气归肾。腰膝酸痛、肾③冷精流、火虚泄泻。收敛神明，补裨骨髓，能使心包之火与命门火通。青蛾丸治肾虚腰痛郑相国方④，久服延年，用骨脂、胡桃有木火相生之妙，骨脂无胡桃犹水母之无虾也。

阴虚有热，大便闭结者忌。

枸杞子

甘，微温。入肝、肾、大小肠。钱半、三钱。炒黑。

---

① 讵（jù据）：岂料。
② 洵（xún寻）：实在，确实。
③ 肾：原讹作"胃"，下有小字"玖按：'胃'是'肾'字"。今据《本草备要》"破故纸"条改，并删除小字玖按。
④ 郑相国方：苏颂《本草图经》谓："（补骨脂）今人多以胡桃合服，此法出于唐·郑相国。"

本草二十四品

一一〇

平补而润。

滋肝益肾，生精助阳，补虚劳，强筋骨，利大小肠。治嗌①干，消渴，去风明目，去上焦心肺客热。

便滑者勿用。

韭

子。辛，温，微酸。入脾、胃、肾。钱半。

补阳散瘀。

入血分，行气归心，散瘀血，逐停痰，治吐衄损伤一切血症、捣汁和童便服。噎膈反胃、胃脘痛，专治胃热。韭汁牛乳饮加姜汁治反胃，细细②温服，盖散瘀之力也。

韭子　辛、甘，温。入肝、肾。补肝肾，助命门，治筋痿遗尿、泄精溺血、白带白淫③。

下部有火而阴气不固者勿服。

蕲 艾

绒，叶。苦、辛，生温，熟大热。通行十二经，走三阴，入肺脾。五分。

理气血，逐寒湿，暖子宫，温下元。

纯阳之性，能回垂绝之元阳，治崩带腹痛、冷痢血痢、吐衄血逆妄行。生荷叶、生艾叶、侧柏叶、生地各等分，捣

---

① 嗌：原讹作"噎"，据《本草纲目》"枸杞子"条改。
② 细细：缓缓之意。
③ 白淫：指男子尿出白物如精。《素问·痿论》："思想无穷，所愿不得，意淫于外，入房太甚，宗筋弛纵，发为筋痿，乃为白淫。"

和为丸，煎服。止诸血，温中，安胎，虚寒痼冷。湿①郁带漏以此和之，中病即止，久服致燥。胶艾四物汤，妇人漏下，或半产后下不绝②，或妊娠下血，并宜胶艾四物，盖阴不能生血，固宜补阴，然不鼓动其阴中之阳，则阴亦不生不化也。

血燥、血虚慎。

阿　胶

甘，平。入肺、心、肝、肾。钱半、三钱。镕，冲入蛤粉拌炒化痰；止血蒲黄炒。

平补而润。

清肺养肝，滋肾阴，补阴止血，去痰除风，化痰润燥定喘，治虚劳咳嗽一切血虚生风之病。补虚而安妊胎，治痿而强骨力。

胃弱作呕吐，脾虚食不消者忌。

_{生、制}首乌

甘、苦，温。入肝、肾。五、七钱。

补益肝肾，调和气血，涩精气，化虚痰。

疗久痢恶疟，养血祛内风，是为要药。收敛精气，强

---

① 湿：原讹作"温"，且后有小字"玖按：'温郁'当是'湿'字"。今据《本草纲目》"艾"条改，并删去小字"玖按……"。

② 半产后下不绝：此后有小字"玖按：'后'字亦恐有误"。今删去。按：此节参见《金匮要略论注》："师曰妇人有漏下者，有半产后因续下血都不绝者，有妊娠下血者，假令妊娠腹中痛，为胞阻，胶艾汤主之。"

筋益髓，补阴而不滞不寒，强阳①而不燥不热。为滋补良药。

夜交藤_{即首乌藤} 有阴阳交合之象，故治不眠。

_{鲜、生}石斛

金钗。甘、淡、微咸，寒。入胃、肾、心、脾。八钱、一两，干②三四钱。

平胃气，除虚热。

安神定惊，镇涎。

长于清胃除热，胃中有虚热者宜之，虚而无火者忌。

女贞子

甘、苦，凉。入肾。三钱。炒。

补阴除火，益肝肾。

少阴之精，隆冬不凋。强腰膝，乌须发，明目，为上品妙药。

纯阴至静③之品，惟阴虚有火者宜之，否则腹痛作泻。

菟丝子

辛、甘，温。入肝、脾、肾三阴。二、三钱。土炒香，酒炒，饼。

---

① 阳：原讹作"阴"字，且下有小字"陆注：强阳易致燥热，似不应作强阴"。今据《本草从新》"何首乌"条改，并删去小字陆注。
② 干：原本无，据目录及文义添。
③ 静：原讹作"寿"，据《本草从新》"女贞子"条改。

温补三阴，强阴益精，温而不燥。

治五劳七伤，溺有余沥，寒精自出。祛风止泻，为调元上品，止消渴。煎汤任意服之。酒制为末，常服能使进食如汤沃雪①。

肾家多火，强阳不痿，大便燥结者忌之。

旱莲草

一名鲤肠。甘、酸，寒。入肾。钱半。

补肾阴，功善益血凉血。

治血痢，通小肠，疗溺血、赤痢变粪，止血，又治肾虚变为劳淋。

汁　治偏正头风。

纯阴之质，不益脾胃，若不同姜汁、椒红制服必腹痛作泻。

玖按：汁治头风乃捣汁滴鼻中，又"变粪"二字或连上"赤痢"为一句，椒红亦不解②。

龙眼肉

甘，平，温。入心、脾、肾。二、三钱。

补心脾。

益脾，长知，养心补血。

---

① 如汤沃雪：像用热水浇雪一样，比喻事情非常容易解决，此处指令人进食容易。汤，热水；沃：浇。

② 椒红亦不解：按：前文"赤痢变粪，止血"，本段"不益脾胃，若不同姜汁、椒红制服必腹痛作泻"均出《本草从新》。

合欢皮

一名夜合花。甘，平。入心。钱半、三钱。

调和心脾。

安五脏，和心志，令人欢乐。和血止痛，明目消肿，续筋骨，长肌肉。

稽豆衣

甘、苦、涩，温。或云即黑豆衣。二、三钱。

祛风补肾。

治贼风，风痹。玖按：原书"脾"，今改正。

黑　豆

即马料豆。甘，寒。入心、肾。三钱。炒。

补肾，镇心祛风，除热。

明目解毒，活血消肿，捣涂一切肿毒，用以病后调理。

聪耳明目卷二十三

磁　石

即吸铁石。辛、咸。入肾、肺。三钱。醋煅，水飞。

补肾。

色黑属水，能引肺金之气入肾，补肾益精，除烦祛热，聪耳明目，是其主治。治羸弱周痹、骨节酸痛，补肾故健骨。又治惊痫怔忡。取其重以镇怯。

石决明

咸，凉，平。入肝、肺。三钱至两。盐水炒。

泻肝热，明目。

清肺肝风热，内疗青盲内障，外点散赤膜外障。治蒸通淋，去劳热。解酒，为末投热酒中即解。

多服令人寒中①。

草决明

即青葙子。苦，微寒。入肝。钱半。

泄肝明目。

入厥阴，祛风热，镇肝，治青盲翳障及一切目疾。

能动阳火，瞳子散大者勿服。

---

① 寒中：指邪在脾胃而见里寒之病证。

决明子

甘、苦、咸，平。入肝。钱半。

泄肝明目。

入肝经除风热，治一切目疾。

密蒙花

甘，微寒。入肝。钱半。蜜炙。

润肝明目。

治目中赤膜，青盲肤翳①，赤肿眦泪，小儿疳气攻眼。

谷精草

辛，温，轻浮。钱半。

功专明目退翳。

亦治头风喉痹，齿痛阳明风热。小儿雀盲，用羖羊肝一具，不洗，以竹刀割开，入谷精草煮粥食之，或作丸，茶下。

蕤　仁

甘，微寒，或云甘温。入肝、心、脾。钱半。去皮尖，研。

消风清热治目。

和肝明目，退翳膜赤筋。治赤肿眦烂，破心腹痰结痞气。皆热邪为祟。

目病不因风热而因虚者勿用。

木贼草

甘、苦，平，或曰温。入肝。钱半。发汗去节。

轻发汗，退目翳。

中空而轻，有升散火郁风湿之功，与麻黄同。治目疾，退翳膜，翳乃肝邪郁遏，不能上通于目也。亦治疝痛脱肛、肠风痔瘘①、赤痢崩中诸血病。

夜明砂

即天鼠矢。辛，寒。入肝、血分。钱半。淘净，焙。

散血明目。

肝经血分药。活血消积，治目盲障翳，亦治血积腹痛，治血积可代水蛭、虻虫。即蝙蝠矢也，食蚊，其砂皆蚊眼。

---

① 瘘：原讹作"瘰"，据《本草备要》"木贼"条改。

消痈敛痔卷二十四

凌霄花

即紫葳花。甘、酸，寒。入肝血分。钱半、三钱。

泻血热，破瘀。

入厥阴血分，能去血中伏火，一切血热生风之症。肺痈用为君药，主产乳余疾①，女科多用之。

破血之药，走而不守，虚人避之，孕妇尤忌。

忍冬藤

又名左缠藤。甘，寒。三钱。

散热解毒。

治痈疽癣疮，解毒有殊功。止渴疗风养血。

两头尖

即雄鼠矢。甘，微寒。钱半、三钱。

治伤寒劳复阴阳易。

劳复发热，男子阴易腹痛，《活人》② 有鼠矢汤。

---

① 产乳余疾：指产后病。

② 活人：指宋·朱肱所撰《类证活人书》。原讹作"治人"，今据《本草备要》"鼠矢"条改，并删除原文其后小字注文"陆注：'治'恐是'活'字之误"。

夏枯草

苦、辛，微寒。入肝。钱半、三钱。

散结消瘿，明目。

专治瘰疬瘤、乳痈乳岩。缓肝火，解内热，治目珠夜痛。用苦寒药点之反甚者，取效如神。又能散肝之郁火，治失血后不寐，不宜半夏者代以夏枯草，饮之，其寐立至。阳得阴以化，则阳入阴中而得卧也。

久服伤胃。

漏　芦

咸、苦，寒。入肺、胃、大小肠。钱半。

泻热解毒，软坚。

通经下乳，排脓止血生肌，治痈疽发背、古方以为首称。遗精尿血，能预解时行痘疹毒。

蒲公英

即黄花地丁。甘、苦，寒。入肾、脾、胃。三钱。

泻热解毒。

专治疔毒乳痈，消肿核，亦为通淋妙品。讱庵试之甚验。陆注：讱庵①。白汁涂毒刺甚效。

败酱草

苦，平。入胃、大肠、肝、心包。钱半。

---

① 讱庵：指清代医家汪昂，字讱庵，著有《本草备要》等。

破血解毒。

专治肠痈，排脓解毒，疗产后诸病。

刺猬皮

苦，平。入胃、大肠。钱半。炒黑存性。

凉血开胃。

专治痔瘘、肠风泻血、阴肿。能开胃气，故治反胃，令人能食。

马鞭草

苦，微寒。钱半。

破血杀虫消胀。

治气血癥瘕、痈疮发背、阴肿及痔。

鱼腥草

辛，微寒，有小毒。钱半。

散热毒。

专治痔疮、脱肛、痈肿。

苇　茎

甘，寒。

应即芦根苇茎之大者。治伤寒内热、消渴客热①，亦治呕吐、哕、反胃，止小便数，皆甘②寒降火之功。

---

① 客热：指虚热或假热。《伤寒论》太阳病篇："数为客热，不能消谷，以胃中虚冷，故吐也。"
② 甘：下原衍一"益"字，不通，今据文义删去。

玖按：原文主治皆系苇根、芦根之功用，非苇茎也，故未补纲。考苇茎乃土之外者，非根也，《千金》有苇茎汤，治肺痈。李时珍《纲目》亦云，茎（非根）主治肺痈。又按，茎即苇之干也。

本草二十四品校补记①

荆芥："产风血晕"今改"晕"。

独活："裕风化"之"裕"字恐误。

苏叶："胀满"今改"满"。

豆豉："温班"今改"斑"。

薄荷："本阴以绝阳"句"绝"字恐误。

桔梗："痢药"当是"利药"。

连翘："痈疽淡后"今改"溃"。

菉豆衣："痘疮淡"今改"溃"。

玉竹："能合土木"句"合"恐是"令"。

藿香："虚燥芳馥"当是"香燥"。

桂枝："胁风"恐误。

麻黄："伤寒营"今改"寒伤营"。

香薷："转筋"下多一字，今去。

葛根："轻阳"今改"扬"。

柴胡：□银柴胡有外内伤句恐误。

细辛："数变风邪"，"变"字恐误。

秦皮："补肝肝益肾"恐多一"肝"字。

黄连："热之郁""之"字冗。

---

① 校补记：此校补记是冯汝玖校补本书时撰写。

黄芩："除脾家温热"当是"湿热"。

生姜："辟瘴气"原作"碎"今改"辟"。

附子："宜加热附"今改"熟附"。

川楝："因引心包""因"字恐误，未改。

鸦胆子：原欠纲，今补。

冬术："蜜少炒"恐是"蜜水炒"，未改。

乌药："气虚血而内热""血"下有落字。

橘核：原附青皮荔枝核内，今另立目。

赤芍："小痢后重""小"字误，未改。

三七：原欠目，今添。

茺蔚：原"大盖肝胆"今改"益"字。

郁金："入心乃包络"病句，"乃"字是"及"字，今改，又"入心肺心肝包"恐落一"络"字未添，又"痰血络聚心窍"当是"结聚"未改。

花蕊石：补纲及主治。

茅根：原缺纲、主治，今补。

苏木：原缺纲并主治，今补。

葛花：补纲。

枳椇子：补纲。

芜荑：补纲。

鹤虱：补纲。

缩砂：原"赤血泻痢"今改"赤白"。

豆蔻："白蔻入肺而效"句恐有误。

胆星："性更烈"上原无"生"字，今改。

竹沥：原附竹茹，今另作一页。

大戟：原"大枣汤"今改"十枣汤"。

防己："膀"下落"胱"字，今添。

甘遂：补纲。

芫花：补纲。

白前：前纲作"胸膈"，后作"胸胁"，前后不一，未改，特注于后。

麦冬："入肺小胃"今改"心胃"。

知母："入肺肾膀"落"胱"字，今添。

贝母："足太阴阳明"落"明"字，今添。

杏仁："便闭者忌"当是"便泄"。

蒌仁："结胸之痹"今改"结胸胸痹"。

马兜铃：原缺纲及主治，今全补。

白石英：缺纲，今补。

前胡："入肝膀"落"胱"字，今补。

冬葵子：原缺纲，今补。

冬瓜子：原缺纲，与冬瓜连书，今补纲并另提冬瓜作一行。

苍术："卑监之土"落"监"字，今添；"又为治痿要药"落"痿"字，今添。

海金沙："入膀胱"落"胱"字，今添。

淡竹叶：原见竹叶，今添案语。

通草：补纲。

地肤草：原缺纲，今补并增目。

乌梅："痹疟"应是"瘅"字，未改，加注。

白蒺藜：原在龙骨后，今附沙苑蒺藜并补主治。

桑螵蛸：入"肾命"漏"门"字，今添。

淮小麦："陈者中和"今改"和中"。

鸡肫皮：补纲。

海藻："痰"字误，今改"癗"并注于后。

穿山甲："痈疽已淡"今改"溃"。

银柴胡："阴虚火痰"当是"炎"字，未改。

山豆根："种皆泻热""种"字恐误，未改。

钩藤："治头旋目眩"原缺"眩"字，今添。

鹿角：补纲。

蛤蚧："则亦为纳气"句"亦为"二字欠妥。

旱莲草："变粪"二字不解，亦无考证。

黑豆：原附"稆豆衣"，今另列并增目。

录前抄本草二十四品书跋

《本草二十四品》为陆九芝太夫子手抄本，庚戌岁，凤石夫子①出以示玖，命校正拟付剞劂②。详读一过，其主治分经，精详赅备，洵为世之善本。卷首未详为何人所著，殆太夫子手自集成者？惟药味中之论说亦间有未全处，不敢遽付梓人③，因手抄一部以作枕中珍秘。尝思药性自神农尝百草而寒热始分，伊尹作汤液而功用始备，故有一症，必有一药，而药复有主治，有兼治，有专入之经，有兼通之经。主治者，其性专用以为君者也；兼治者，其用缓用以为臣佐而缓他药者也；专入一经者，其性味必纯一；兼通各经者，其性味多复杂。此从古至今所不能易者也。虽然去古已远，神农、伊尹之书不易得见，今世所习用者皆唐宋以后之本草，其于主治、兼治不无混淆，于是药之性味每每寝失④。今人又恒弃其主治之功而辄用其兼治之性，故治症罔效，乃不自责差谬，反诬药有今古之分，此皆不肯深求之过也。倘能于仲景《伤寒》《金匮》中考其立方之义，而完其用药之确，则神农遗意似不难因此而上溯矣。

宣统庚戌冬至后一日桐乡冯汝玖记于冰龛

---

① 凤石夫子：指陆懋修之子陆润庠，字凤石。
② 剞劂：(jījué 鸡绝)：雕板，刻印。
③ 梓人：刻工。
④ 寝(jìn 尽)失：逐渐失去、逐渐被忽略。寝，同"浸"，渐渐。

重抄本草二十四品记

　　此书为陆九芝先生用功之作，较之《本经》则为详，比之《纲目》则不滥，最宜于初学医者。能手抄或记诵，胜于读《汤头歌》《药性赋》多多矣。前曾于宣统庚戌岁手抄一部，以自宝存，并于书后详论药性、主治、兼治之义。惟书中多有未全之处，久思校正而考补之，忽忽二十余年，奔走谋食，无暇伏案。今岁发奋重抄，凡有错误及遗漏处，悉为校补，将来或遇机缘，得以刊行，似可有裨于后学，亦不负九芝先生之苦心也。

　　　　辛未岁立冬后一日抄竟　桐乡冯水若海宣统三年后改今名字

校注后记

一、作者及成书

陆懋修，又名勉旃，字九芝，号江左下工，又号林屋山人。生于清·嘉庆二十三年（1818），卒于光绪十二年（1886），江苏元和县人（今江苏苏州境内），为清代著名医学家。陆懋修之父陆嵩儒而知医，官镇江府学训导，为著名诗人。陆懋修早年习儒，有文学才气。以恩贡生候选直隶州州判。然而七试省闱不得志，遂弃儒而专力于医学，以医名于世。曾寓居吴江县黎里镇（今苏州吴江区黎里镇），求医就诊者众多。咸丰年间（1851～1861）因避乱而转徙于上海，开业行医，名著于时。晚年其子陆润庠登第，即定居北京。享年69岁。

陆懋修博览医书，贯通《内经》《伤寒》诸书，在学术上推崇张仲景之学，对于明清以来的各家温病学说，多持否定态度。他著述良多，至老不倦，传世者有《世补斋医书》（包括《文集》《不谢方》《伤寒论阳明病释》《仲景方汇录》《内经运气病释》《内经运气表》《内经难字音义》）；又有《岭上白云集》12卷及《随笔所到》《医林琐语》《金鉴方论》《不谢方》《水饮活法》《世补斋杂缀》等单行本，均存。经陆氏校刊之医著，有《重订傅青主女科》《重订戴北山广温热论》《重订绮石理虚元鉴》《校正王朴庄伤寒论注》。此外还有对叶天士、吴鞠通之温病学说进行激烈抨击、驳斥的论文，如：《论叶天士临证指南伤寒门方》《论临证指南温热门席姓七案》《合论顾景文温证论治、吴鞠通温病条辨》《再论温邪上受首先犯肺逆传心包十二字》《再论胃病有神昏肺病无神昏之理》《论章虚谷外感温热》。

《本草二十四品》成书于清末。是时温病学术体系已经形成，在江浙一代影响巨大。某些"时医"不重视继承发掘前人治病之经验，动辄曰"时有古今之异，古方不治今病""一遇温热病，无不力辟伤寒方"；用药方面，"所习用者皆唐宋以后之本草，其于主治兼治不无混淆，于是药之性味每每寝失。今人又恒弃其主治之功而辄用其兼治之性，故治症罔效，乃不自责差谬，反诬药有今古之分"。

陆氏不满当时盲目蔑古、轻忽继承的风气，深研经典，用仲景方治病每获奇效，认为"倘能于仲景《伤寒》《金匮》中考其立方之义，而完其用药之确，则神农遗意似不难因此而上溯矣"，遂著成《本草二十四品》一书。

二、本书的传抄

《本草二十四品》从未刊刻，仅有抄本传世。

1910年，陆懋修之子陆润庠将该书交予自称陆懋修门下晚学生的冯汝玖，让冯氏校正后出版。但当时或未交代成书过程，且卷首"本草二十四品细目"下部分剂量或药性文字与正文不同，故冯汝玖产生疑问。清宣统二年庚戌抄本后有冯汝玖跋，其中言及"《本草二十四品》为陆九芝太夫子手抄本，庚戌岁，凤石夫子出以示玖，命校正似付剞劂……卷首未详为何人所著，殆太夫子手自集成者？"

冯汝玖详读该书后，认为"其主治分经，精详赅备，询为世之善本……惟药味中之论说亦间有未全处"（庚戌本跋），故其"不敢遽付梓人，因手抄一部以作枕中珍秘"（庚戌本跋），此即清宣统2年庚戌冯汝玖抄本，其封面题："陆九芝先生手抄本，叔莹冯汝玖重录。"

1911年，辛亥革命爆发，清王朝被推翻，结束封建帝制，社会处于巨大的变革时期，政局不稳，社会动荡。冯汝玖"忽忽二十余年，奔走谋食，无暇伏案"（辛未本后记）。至1931年，冯氏不忍《本草二十四品》埋没，重抄并且校补了该书，此即辛未年冯汝玖重抄本。冯汝玖在重抄本后记中云："今岁发奋重抄，凡有错误及遗漏处，悉为校补，将来或遇机缘，得以刊行，似可有裨于后学，亦不负九芝先生之苦心也。"辛未汝玖重抄本卷首题"元和陆懋修九芝著，桐乡冯水叔莹校补"。

1951年，另有"幻卢"氏（生平不详，见辛卯抄本后记）重抄了1931年冯氏校补之后的《本草二十四品》，是为辛卯抄本。该本未对作者进行考证，其卷首作者署名部分同辛未年冯汝玖重抄本。

三、本书的小字注文

冯汝玖重抄本的正文中有未标作者的小字注文，标"陆注"的小字注文，标"玖按"的小字注文。

不标作者的小字注文应是陆懋修所作。

标"玖按"的小字注文应即冯汝玖所作。

标"陆注"的小字注文，主要内容是对本书的大字本文或小字注文进行文字校勘，指出错误、提出疑问。

此处"陆注"不可能是该书作者陆懋修所作。作为原作者，陆懋修可直接更改原文，不必采取对原文的断句、笔误都予以保留而仅出校语的处理方式，而现本如薤白头条下有"陆注：'痢'古本作'利'，今集中概作'痢'，则此作'利痛'转似误写"，升麻条下有"陆注：此论惜未完"，均对原文不做更动而另作校注，可见此"陆"注之"陆"，必非原作者陆懋修。

《本草二十四品》由陆润庠交予冯汝玖，命其刊刻。"陆注"亦或为陆懋修之子陆润庠所注。陆润庠（1841—1915），字凤石，号云洒、固叟，元和（今江苏苏州）人，同治十三年（1874）状元，历任国子监祭酒、山东学政、工部尚书、吏部尚书、太保、东阁大学士、体仁阁大学士等，其对家传医学，亦用心学习，颇懂医术，"润庠亦通医"（《清史稿·列传二百八十九》）。且陆润庠参与过陆懋修书籍的编辑出版工作，如陆懋修在《"内经"运气病释·自序》中所云"今命子润庠重加编次，将以授诸梓人"。因此，作为陆懋修之子，陆润庠有能力、有机会、亦有义务对《本草二十四品》进行校注。

四、版本调查情况及研究用版本

《本草二十四品》从未刊刻，仅有抄本存世。其具体传抄概况已于上文论及，现再将其特点归纳如下：

1. 藏于中国中医科学院图书馆的清宣统二年庚戌（1910）冯汝玖抄本。其封面题"陆九芝先生手抄本，叔莹冯汝玖重录"。此本为 1910 年陆润庠将书示以冯汝玖时，冯汝玖按原书重录，未经校补，故其缺漏较多。

2. 藏于中国中医科学院中国医史文献研究所辛未

（1931）冯汝玖重抄本。卷首题"元和陆懋修九芝著，桐乡冯水叔莹校补"，该本为冯氏对其庚戌抄录的《本草二十四品》进行校补后重抄本，内容完整，且保存了庚戌抄本原貌。收于《中国本草全书》第一百五十卷的冯汝玖重抄本，即辛未本的影印本。

3. 藏于中国科学院国家科学图书馆的辛卯（1951）抄本。为后人据辛未抄本抄得，序、跋、校补记皆照抄辛未本，书末有题"幻卢附记，正廿九"的小记1则。该本抄录在边框印有"北平交通银行"笺纸上，分4册以线装订，第1册封底有红色"中国书店定价签"印1方，记有"册数：4""定价：15.00""乙：3"字样。该抄本字迹工整秀丽，于辛未本原文忠实抄录。但该抄本中偶有少量红色眉批或插记，内容多为道听途说，以及抄者兴之所录；第3册封面记有"要药备用附"字样，册末记有"熊胆"1条，体例不类原书，亦不入目录；第4册末有"辛卯春初借抄……"小记，内容为叹服本书切合实际之用。

4. 藏于苏州中医医院图书馆4册袖珍抄本。未得允见，具体不详。

其中庚戌冯汝玖抄本为已知较早的抄本，但其中多有缺漏之处。辛未（1931）年冯汝玖重抄该书时做了大量校补工作，使其内容上得以完整。虽然辛未冯汝玖重抄本并非最早的本子，但其内容完整、错误较少、校勘精当，因此在整理中选作底本。

辛卯抄本是据冯汝玖重抄本抄写的本子，字画清楚，因此当底本字迹模糊难辨时，即参考该抄本以助识读；至于该抄本所有的眉批、插记、后记，今均不录。

五、《本草二十四品》的学术价值

《本草二十四品》共 24 卷，将 297 味常用中药按主要功效分为 24 类，即：消散风寒、辟除温暑、存阴复阳、分经解表、撤热清中、逐寒和里、理气导滞、活血消瘀、化食杀虫、导痰行水、润燥泄闭、除湿通淋、敛汗涩精、截疟止痢、软坚开痞、涤热退蒸、透疹化斑、安神定志、熄风蠲痛、健骨强筋、气血并补、阴阳两调、聪耳明目、消痈敛痔。每味药下首列药性，次记主要功效，再集中论述主治应用，末尾指出用药禁忌。

本书虽篇幅不大，但切合实用。其将常用药所分的 24 类，对于后学学习，有提纲挈领之效。书中不仅汇集前贤之卓识，且常有精到点评，对于今人临床，有指导之功。作者原系老医，其所采择，皆系读书临证关窍，远非平常好事者寻章摘句、泛泛而谈可比。

本次校勘整理并将其出版，以广其传，或如冯汝玖在重抄本书后之所愿："似可有裨于后学，亦不负九芝先生之苦心也。"

总 书 目

I

本　　草

方　　书

卫生编

袖珍方

仁术便览

古方汇精

圣济总录

众妙仙方

李氏医鉴

医方丛话

医方约说

医方便览

乾坤生意

悬袖便方

救急易方

程氏释方

集古良方

摄生总论

辨症良方

活人心法（朱权）

卫生家宝方

寿世简便集

医方大成论

医方考绳愆

鸡峰普济方

饲鹤亭集方

临症经验方

思济堂方书

济世碎金方

揣摩有得集

哑斋急应奇方

乾坤生意秘韫

简易普济良方

内外验方秘传

名方类证医书大全

新编南北经验医方大成

临证综合

医级

医悟

丹台玉案

玉机辨症

古今医诗

本草权度

弄丸心法

医林绳墨

医学碎金

医学粹精

医宗备要

医宗宝镜

医宗撮精

医经小学

医垒元戎

医家四要

证治要义

松厓医径

扁鹊心书

素仙简要

慎斋遗书

折肱漫录

丹溪心法附余

叶氏女科证治　　　　外科百效全书

妇科秘兰全书　　　　外科活人定本

宋氏女科撮要　　　　外科秘授著要

茅氏女科秘方　　　　疮疡经验全书

节斋公胎产医案　　　外科心法真验指掌

秘传内府经验女科　　片石居疡科治法辑要

儿　科

婴儿论

幼科折衷

幼科指归

全幼心鉴

保婴全方

保婴撮要

活幼口议

活幼心书

小儿病源方论

幼科医学指南

痘疹活幼心法

新刻幼科百效全书

补要袖珍小儿方论

儿科推拿摘要辨症指南

外　科

大河外科

外科真诠

枕藏外科

外科明隐集

外科集验方

外证医案汇编

伤　科

伤科方书

接骨全书

跌打大全

全身骨图考正

眼　科

目经大成

目科捷径

眼科启明

眼科要旨

眼科阐微

眼科集成

眼科纂要

银海指南

明目神验方

银海精微补

医理折衷目科

证治准绳眼科

鸿飞集论眼科

眼科开光易简秘本

眼科正宗原机启微

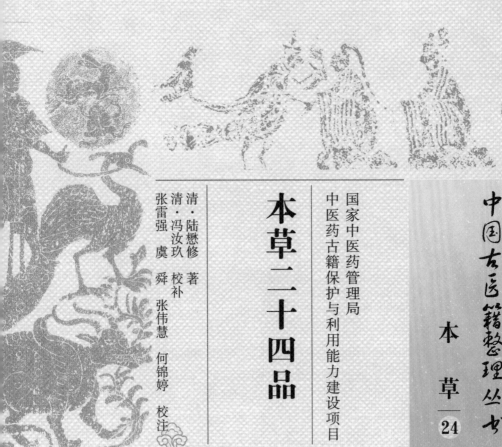

中国古医籍整理丛书

本草
24

国家中医药管理局
中医药古籍保护与利用能力建设项目

本草二十四品

清·陆懋修 著
清·冯汝玖 校补
张雷强 虞 舜 张伟慧 何锦婷 校注

全国百佳图书出版单位
中国中医药出版社